AF474905

Marie

1900

4064

T 107 d 219

4064

MANUEL DU CHIRURGIEN-DENTISTE

NOTIONS GÉNÉRALES DE PATHOLOGIE

2

BIBLIOTHÈQUE NATIONALE R.F. IMPRIMÉS

Tdl 107 219 (2)

A LA MÊME LIBRAIRIE

MANUEL DU CHIRURGIEN DENTISTE

Publié sous la direction de CH. GODON.

7 vol. in-18, avec fig., cart. Prix de chaque vol. . . . . 3 fr.

I. — **Notions générales d'anatomie et de physiologie,** par le Dr MARIÉ, 1 vol. in-18, avec fig., cart.. . . 3 fr.

II. — **Notions générales de pathologie,** par le Dr Auguste MARIE, 1 vol. in-18, avec 43 fig., cart. . 3 fr.

III. — **Anatomie et physiologie de la bouche et des dents,** par le Dr E. SAUVEZ, 1 vol. in-18, avec 78 fig., cart.. . . . . 3 fr.

IV. — **Pathologie des dents et de la bouche,** par le Dr Léon FREY. 1 vol. in-18, avec fig. cart.. . . . . . 3 fr.

V. — **Thérapeutique spéciale, anesthésie, formulaire,** par le Dr M. ROY. 1 vol. in-18, avec fig., cart. . . 3 fr.

VI. — **Clinique dentaire et dentisterie opératoire,** par Ch. GODON, 1 vol. in-18, avec fig., cart.. . . . . 3 fr.

VII. — **Clinique de prothèse.** Prothèse dentaire, prothèse orthopédique, prothèse des maxillaires, par P. MARTINIER, 1 vol. in-18, avec 40 fig., cart. . . . . 3 fr.

BOUGLÉ et CAVASSE. **Le premier Livre de médecine.** 1 vol. in-18, reliure d'amateur, peau pleine souple, tête dorée.. . . . . 12 fr.

CORLIEU. — **Aide-mémoire de médecine, de chirurgie et d'accouchements.** 5e *édition.* 1895, 1 vol. in-18 jésus de 725 p., avec 477 fig., cart. . . . . 7 fr.

GROSS (F.), ROHMER, VAUTRIN et ANDRÉ. — **Nouveaux éléments de pathologie et de clinique chirurgicales.** 1900, 4 vol. in-8, de 800 p. Reliés. . . . . 60 fr.

HALLOPEAU. **Traité élémentaire de pathologie générale.** 5e *édition* refondue avec la collaboration de A. CAVASSE. 1898, 1 vol. in-8 de 780 p., avec 64 fig. noires et col. . . . . 12 fr.

HERZEN (V.).— **Guide et formulaire de thérapeutique générale et spéciale.** 1898, 1 vol. in-18 jésus de 500 p., cart.. 5 fr.

JAKOB. — **Atlas-manuel de diagnostic clinique,** *technique médicale, indications thérapeutiques,* édition française. 1899, 1 vol. in-16 de 360 p., avec 68 planches chromolithographiées et 73 fig. Relié en maroquin souple. . . . . 15 fr.

LAVERAN (A.) et TEISSIER. — **Nouveaux éléments de pathologie médicale.** 4e *édition.* 1894, 2 vol. in-8 de 1,866 p., avec 125 fig. et tracés.. . . . . 22 fr.

LEFERT (Paul). — **Aide-mémoire de pathologie interne.** 1899, 1 vol. in-18, de 855 p. Rel. mar. souple, tête dorée. 10 fr.

— **Aide-mémoire de pathologie externe.** 1899, 1 vol. in-18, de 981 p. Rel. en mar. souple, tête dorée. . . . . . . 10 fr.

MANQUAT. — **Traité élémentaire de thérapeutique.** *Quatrième édition.* 1900, 2 vol. in-8, 1,940 p. . . . . . . 22 fr.

MANUEL DU CHIRURGIEN-DENTISTE

Publié sous la direction de Ch. GODON

DIRECTEUR DE L'ÉCOLE DENTAIRE DE PARIS

NOTIONS GÉNÉRALES DE PATHOLOGIE

BIBLIOTHÈQUE NATIONALE R.F. IMPRIMÉS

PAR

Le Dr Auguste MARIE

Ancien Interne des hôpitaux de Paris
Professeur suppléant à l'École dentaire de Paris

PRÉFACE

PAR

Le Professeur agrégé LAUNOIS

AVEC 43 FIGURES INTERCALÉES DANS LE TEXTE

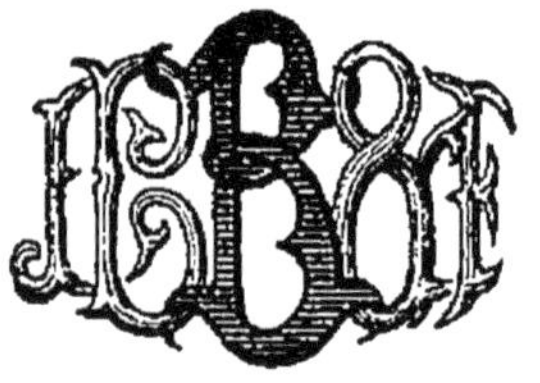

PARIS

LIBRAIRIE J.-B. BAILLIÈRE ET FILS

RUE HAUTEFEUILLE, 19, PRÈS DU BOULEVARD SAINT-GERMAIN

1900

Tous droits réservés.

PRÉFACE

L'évolution sans cesse croissante de l'art dentaire a singulièrement modifié les programmes d'études suivis dans les Écoles Professionnelles. En dehors des connaissances approfondies sur les maladies spéciales des dents et de la bouche, les élèves doivent posséder des notions de pathologie générale, de pathologie interne et externe, qui, en perfectionnant leur instruction, leur permettront d'exercer plus tard, avec toute la compétence voulue, leur profession.

Désireux de maintenir la suprématie de l'enseignement théorique et pratique à l'École Dentaire de Paris, M. Godon, son Directeur, a chargé chacun des professeurs de condenser en un Manuel le résumé de ses leçons.

Le *Manuel de Pathologie,* dont on m'a demandé d'être le parrain, ne le cède en rien à ses aînés quant à la méthode, à la clarté et à l'exactitude scientifiques.

Il se divise en deux parties.

Dans la première, on trouvera, après des *considérations générales de pathologie,* l'exposé des complications diverses qui peuvent survenir à la suite d'un traumatisme, et surtout celui des complications septiques. L'étude de ces dernières, ainsi que celle des maladies infectieuses, est basée sur une description succincte mais suffisamment précise des principaux germes pathogènes, sur celle des moyens de défense de l'organisme (leucocytose, diapédèse, phagocytose).

Si la connaissance de certaines affections, comme les fièvres éruptives, n'intéressent que peu les dentistes qui doivent cependant connaître leurs manifestations bucco-pharyngées, il en est d'autres qui, en raison même des lésions qu'elles déterminent sur la peau des lèvres, la muqueuse de la bouche, de la langue et du gosier, doivent tout particulièrement retenir leur attention. De ce nombre est la *syphilis,* maladie éminemment contagieuse et transmissible, qui peut être observée à chacune des étapes de son évolution. Aussi a-t-elle été l'objet d'une description très détaillée, description rendue plus compréhensible encore par l'annexion de nombreuses figures.

Les maladies non infectieuses, les *intoxications* sont ensuite énumérées et décrites. Il est des maladies, comme le *diabète,* que le dentiste doit savoir dépister, car, connaissant les altérations qu'il peut déterminer dans la bouche, il saura prévenir le médecin et faire donner au malade les soins que réclame son état.

La seconde partie est consacrée aux *maladies locales*. La *peau,* les *muqueuses,* les *os,* les *articulations* peuvent présenter des altérations fort intéressantes même pour ceux qui n'ont à s'occuper que des maladies spéciales de la bouche et des dents. Il en est de même pour les affections les plus communément observées dans certaines régions telles que la *gorge,* le *cou,* etc. Toutes ces affections, comme d'ailleurs celles des différents organes (*cœur, foie, reins, poumons,* etc.) ont été résumées avec grand soin et méthodiquement exposées. Cette partie comprend encore l'ensemble des notions indispensables sur les différentes affections du système nerveux.

Telles sont les matières traitées dans le présent Manuel.

En se chargeant de sa rédaction, le Dr Marie, professeur de pathologie, a pu faire profiter les élèves de la longue expérience et des connaissances si étendues qu'il a acquises, soit pendant son internat dans les hôpitaux de Paris, soit pendant les nombreuses années qu'il a passées à l'Institut Pasteur. Nul ne pouvait remplir mieux que lui la tâche qui lui était confiée.

Dr P. E. LAUNOIS,

Médecin des Hôpitaux,
Professeur agrégé à la Faculté de Médecine.

AVERTISSEMENT

Sous le titre « *Notions générales de Pathologie* » nous présentons l'histoire, tracée dans ses lignes les plus importantes, des affections que le Chirurgien-Dentiste ne doit pas ignorer.

Le plan du livre est simple: deux parties le divisent.

Dans la première sont exposées les *maladies générales infectieuses et non infectieuses.*

La seconde partie est réservée aux *affections des principaux appareils.*

Nous avons laissé de côté toute question manquant de relations, même éloignées, avec les affections buccales et dentaires.

Parmi les maladies à marche aiguë nous en avons choisi quelques-unes seulement, à titre d'exemples, surtout celles dont les localisations peuvent se rencontrer sur la face ou sur la muqueuse bucco-pharyngée.

NOTIONS GÉNÉRALES DE PATHOLOGIE

PROLÉGOMÈNES

Définition. — La Pathologie est l'étude de la maladie, c'est-à-dire de l'ensemble des phénomènes morbides qui évoluent dans l'organisme sous l'influence d'une même cause initiale. Cette cause nous est très souvent ignorée et une division des maladies ne saurait être aujourd'hui définitive.

Classification des maladies. — Très simplement on peut les classer de la façon suivante :

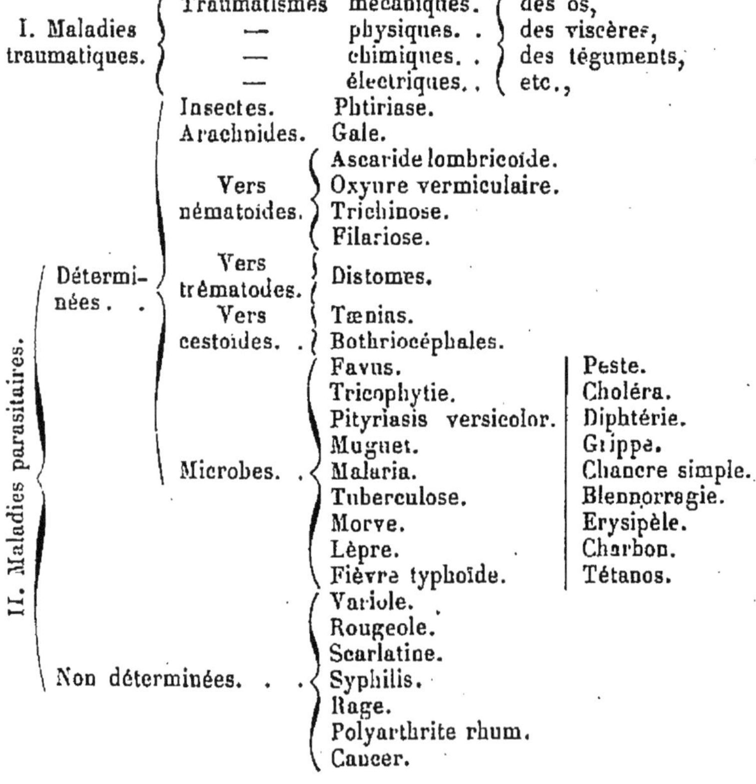

- I. Maladies traumatiques.
  - Traumatismes mécaniques.
  - — physiques.
  - — chimiques.
  - — électriques.
  - (des os, des viscères, des téguments, etc.,)
- II. Maladies parasitaires.
  - Déterminées.
    - Insectes. Phtiriase.
    - Arachnides. Gale.
    - Vers nématoïdes. Ascaride lombricoïde. Oxyure vermiculaire. Trichinose. Filariose.
    - Vers trématodes. Distomes.
    - Vers cestoïdes. Tænias. Bothriocéphales.
    - Microbes. Favus. Tricophytie. Pityriasis versicolor. Muguet. Malaria. Tuberculose. Morve. Lèpre. Fièvre typhoïde. Peste. Choléra. Diphtérie. Grippe. Chancre simple. Blennorragie. Erysipèle. Charbon. Tétanos.
  - Non déterminées. Variole. Rougeole. Scarlatine. Syphilis. Rage. Polyarthrite rhum. Cancer.

III. Maladies par intoxication	Hydrargyrisme. Saturnisme. Alcoolisme. Morphinisme. Phosphorisme. Tabagisme.
IV. Maladies de cause inconnue.	Scorbut. Rachitisme. Lithiases. Obésité. Goutte. Rhumatismes. Diabètes. Névroses. Tumeurs.

Ce tableau n'envisage que les maladies classées d'après leurs causes générales. Les localisations sur les différents appareils de l'organisme se montrent ou bien à titre de complications au cours d'une maladie générale, ou apparaissent primitives d'emblée. Une cirrhose hépatique pourra être un des accidents de la lithiase biliaire, ou d'autres fois être le résultat d'habitudes alcooliques. La plupart des maladies organiques du cœur reconnaissent pour cause une attaque antérieure, souvent très éloignée, de rhumatisme articulaire aigu.

De même on sait aujourd'hui que certaines affections nerveuses, le tabes, la paralysie générale se rencontrent de préférence chez d'anciens syphilitiques.

Pathogénie. — Envisagées au point de vue de leur pathogénie, les maladies ont été divisées en *congénitales* et *acquises*.

Enfin on assigne, très arbitrairement, le terme de *chronicité* aux maladies dont l'évolution se fait d'une manière irrégulière, sans périodes nettes, comme dans les maladies *aiguës*.

Ces divisions sont de peu d'importance : l'étude scientifique des maladies sera seulement faite le jour où l'on connaîtra la cause de chacune d'elles et le mode d'après lequel cette cause provoque des troubles dans l'organisme, comment celui-ci se défend dans une lutte dont nous ne voyons souvent que les signes extérieurs.

Déjà la connaissance pathogénique des maladies infectieuses a fait un grand pas, grâce aux découvertes pastoriennes. Mais à côté des infections existe toute une classe de maladies dont la cause nous échappe ; nous les avons rangées dans le IVe groupe de notre tableau.

Aussi allons-nous nous en tenir à l'étude générale des facteurs pathogéniques, des maladies microbiennes.

Rôle du microbe. — Considérés dans leurs relations avec le développement des maladies, les microbes forment le groupe de BACTÉRIES PATHOGÈNES. Elles vivent en dehors de l'organisme, mais sont abondamment distribuées dans le milieu ambiant.

Il est aisé de concevoir que les germes ou leurs spores, qui vivent dans les produits humains ou animaux disséminés dans le sol par les lois de la maladie, doivent se rejoindre dans l'*air* d'une manière incessante ; mais ils y trouvent des causes puissantes de destruction, de dessiccation, lumière, chaleur solaire, oxygène, aussi l'air présente-t-il une valeur bactérienne assez faible.

Dans le *sol,* la richesse microbienne est autrement complexe ; là interviennent l'humidité, les aliments organiques et minéraux, la rareté relative de l'oxygène, pour favoriser une germination bactérienne incessante, qui n'est limitée que par la concurrence vitale. Les espèces sporogènes résistent longtemps (voy. p. 63, *Charbon*).

Tant que les germes restent emprisonnés dans les couches du sol, ils ne peuvent être nuisibles ; mais les nappes d'eau qu'ils contaminent les mettent à la portée de l'organisme.

C'est dans l'*eau* que réside l'un des principaux dangers inhérents à la contamination bactérienne du milieu ambiant. Lorsque la nappe d'eau souterraine est peu profonde, les eaux peuvent rester très riches en microbes quand ils l'atteignent, le sol n'ayant pu retenir les germes. Les puits, alimentés par une telle nappe, pourront fournir une eau suspecte ; de plus, il arrive souvent que le voisinage de dépôts d'engrais, puisards, fosses non étanches, ruisseaux infects ou égoûts mal établis compromettent d'une façon encore plus directe et permanente, les eaux d'un puits.

Les rivières, les eaux stagnantes présentent naturellement une flore bactérienne très riche ; le voisinage d'une grande ville augmente la pollution des cours d'eau.

A côté de l'eau, il faut signaler d'autres substances alimentaires, la chair, le lait des animaux tuberculeux, par exemple, comme susceptibles de transmettre des maladies infectieuses.

La dissémination d'un si grand nombre de germes dans l'air, l'eau, le sol, permet de concevoir combien sont multipliées les formes d'habitat des microbes ; les vêtements, les objets mobiliers, les parois des habitations, l'intérieur des voitures et des wagons, toutes ces parties peuvent recevoir des germes virulents et les conserver. Il est incontestable que les voitures des chemins de fer, dont les coussins sont imprégnés de poussières, constituent des locaux des plus dangereux pour la transmission de maladies contagieuses, de la tuberculose surtout.

La propriété la plus importante des microbes, considérés dans leurs relations avec l'organisme vivant, est la *virulence,* propriété que possèdent les germes pathogènes d'impressionner l'organisme pour y provoquer l'ensemble des réactions qui caractérisent la maladie. Or cette propriété est éminemment fragile : des variations thermiques étendues et rapprochées (méthode de Tyndall), la lumière solaire, l'oxygène sont capables de faire baisser énormément la virulence d'une espèce pathogène donnée. En sens inverse, la virulence s'exalte dans certaines conditions : les passages successifs, sur un organisme prédisposé, du même microbe réalisent cette exaltation de la virulence, comme Davaine l'a montré pour le vibrion septique, Pasteur pour la rage.

Microbes de la bouche. — La bouche est le réceptacle d'un nombre considérable d'espèces microbiennes. Leur origine est multiple : l'air qui traverse la bouche, les boissons, les aliments déposent à la surface de la muqueuse leurs germes, qui rencontrent là les conditions les meilleures de chaleur, d'humidité et d'alcalinisation. Parmi ces espèces microbiennes, les unes sont représentées par des saprophytes inoffensifs, les autres par des microbes susceptibles de jouer un rôle pathogène. Hugenschmidt a étudié la flore buccale et les procédés de défense de la bouche contre les bactéries pathogènes[1]. Avec d'autres auteurs, il reconnaît les principales espèces suivantes :

Le pneumocoque est un hôte fréquent de la cavité buccale et se rencontre chez 20 pour 100 des sujets sains (Netter, Biondi). Sa virulence varie avec l'époque de l'année, le milieu épidémique, etc.

Widal et Bezançon ont constaté l'extrême fréquence du streptocoque dans la bouche normale : ce microbe y vit à l'état de saprophyte, c'est-à-dire ne présente aucune virulence, mais facilement la récupère,

1. Hugenschmidt. *Etude expérimentale des divers procédés de défense de la cavité buccale contre l'invasion des bactéries pathogènes*. Th. Paris, 1896.

pourvu qu'on l'associe à d'autres bactéries. Par cette méthode des associations microbiennes, on a pu rendre le streptocoque, recueilli dans une bouche normale, extrêmement virulent, et susceptible de donner aux animaux des septicémies mortelles.

Moins fréquents se rencontrent dans la bouche le staphylocoque, le *bactérium coli commune,* le pneumo-bacille de Friedlander, le bacille pseudo-diphtérique qui diffère du microbe de Löffler par l'impossibilité de récupérer sa virulence.

Les agents de la carie dentaire ont fait l'objet d'études suivies de la part de Miller, de Berlin. Les espèces bactériennes rencontrées par lui dans les dents cariées et dans la bouche normale sont :

Leptothrix innominatus.
Bacillus buccalis maximus.
Leptothrix buccalis maximus.
Iodococcus vaginatus.
Spirillum sputigenum.
Spirochœte dentium (denticola).

Dans la périodontite expulsive, Miller a décrit, en dehors des microbes vulgaires de la suppuration, 2 nouvelles variétés : *micrococcus gingivæ pyogenes* et *bacterium gingivæ pyogenes.*

Enfin, Rosenthal et Freund ont isolé d'autres espèces encore, dont quelques-unes ayant un pouvoir chromogène.

De nombreux spirilles, non cultivables dans aucun des milieux de culture usuels, ont été rencontrés dans la salive. Tous ces microbes ont pour caractère commun d'être doués d'une virulence nulle ou très faible, c'est à cette circonstance qu'est due la rareté des complications infectieuses graves au cours des opérations pratiquées sur la muqueuse buccale. Mais nous verrons plus loin que d'autres causes interviennent pour déterminer cette atténuation des germes répandus à profusion à la surface des diverses muqueuses et de la muqueuse buccale en particulier.

Évolution des microbes dans l'organisme. — Tout d'abord, la pénétration des microbes se fait suivant des mécanismes variés : l'existence d'une solution de continuité, la chute de l'épithélium mettent aisément les germes en contact avec les voies d'absorption, avee les vaisseaux lymphatiques.

Les germes peuvent être arrêtés de bonne heure dans leur propagation, et l'infection reste locale : il en est ainsi pour les formes bénignes de l'érysipèle, de la pustule maligne, du furoncle, etc.

D'autres fois, l'infection reste encore localisée, mais du point où ils pullulent, les microbes sécrètent des poisons qui vont déterminer une intoxication générale de l'organisme.

Le tétanos, la diphtérie sont des infections strictement locales, doublées d'un empoisonnement à distance de l'économie, par les toxines extrêmement actives de leurs microbes pathogènes.

Enfin, certaines infections se font en deux temps : une première phase est marquée par un accident local ; dans une deuxième, la généralisation microbienne se trouve réalisée. Telle est la marche de la tuberculose, du charbon, de la morve, de la syphilis.

La voie suivie par les microbes est en général la voie lymphatique. Absorbés à la faveur d'une solution de continuité, les germes se propagent suivant le courant de la lymphe, et leur migration, se traduisant par les phénomènes de la lymphangite, subit un temps d'arrêt au niveau du ganglion similaire.

Les voies de propagation des virus ont un aboutissant commun, l'appareil veineux, dont les canaux prennent la part la plus importante à la dissémination des microbes.

Il faut signaler une forme singulière de la propagation des virus, spéciale à la rage ; la migration semble bien se faire, pour cette maladie, suivant les cordons nerveux.

La multiplication des germes se fait partout dans les organes, mais sans uniformité ; pendant qu'elle s'opère, les bactéries poursuivent leur évolution biologique régulière, se multiplient et secrètent leurs toxines.

Poisons microbiens. — Si l'on filtre à travers une bougie Chamberland une culture liquide de bacille de la diphtérie, les microbes restent sur le filtre et on recueille un liquide jouissant de propriétés toxiques d'une intensité qui dépasse celle de tous les poisons minéraux et végétaux connus.

Injectée à dose minime aux animaux réceptifs à la diphtérie, cette culture filtrée, qui renferme la toxine spécifique, reproduit dans l'organisme l'évolution de la diphtérie, tout comme si on avait inoculé les bacilles eux-mêmes.

On peut appliquer les mêmes lois à d'autres maladies toxi-infectieuses, telles que le tétanos, le choléra.

D'autres microbes sécrètent des poisons, dont le rôle pathogénique est plus ou moins direct (toxines du streptocoque, du bacille pyocyanique).

La toxine spécifique suit partout le microbe virulent, dépasse souvent sa sphère d'action, se généralise, bref, joue un rôle tout à fait fondamental, et prédominant dans certaines maladies.

Rôle du terrain. — La cellule primitive d'où dérive par segmentation et accroissement le nouvel organisme est originellement exempte de germes, et continue aseptiquement son évolution ; l'enfant nouveau-né possède, à l'état normal, une intégrité microbienne absolue, mais de plus, pendant toute la durée du développement physiologique, le milieu intérieur, le sang, les sécrétions, l'intimité des tissus sont totalement dépourvus de germes.

L'influence microbienne peut atteindre le nouvel être dans sa source même, dans les premières périodes de son développement, et dans toutes les phases de son évolution ultérieure, au cours de laquelle les modalités infectieuses ne font qu'augmenter de fréquence, de variété et de complexité. Ces invasions bactériennes seraient encore plus multipliées si l'organisme menacé de tant de côtés n'avait à son service des moyens de résistance divers et puissants. Il est donc nécessaire de passer en revue l'influence de l'hérédité et les éléments de la résistance de l'organisme.

C'est dans les études de Pasteur sur la pébrine que le rôle de l'hérédité en pathologie microbienne a été bien précisé.

Dans les chambrées de vers à soie atteints de la pébrine, le germe pathogène continue à se développer pendant que le ver s'enferme dans le cocon, il en infiltre tout le corps et les ovaires ainsi que les œufs. Les corpuscules inclus dans les œufs, inertes jusqu'à la saison suivante, recommencent à se développer au voisinage de l'éclosion. Chacun des éléments du nouvel être sera dès lors infiltré par le parasite dès les premières phases de son développement : c'est une infection héréditaire typique.

En pathologie humaine, les faits abondent ; la syphilis est au premier rang de ces affections virulentes, héréditairement transmissibles (voy. *Syphilis*, p. 71).

Les exemples de transmission du bacille tuberculeux sont très rares, mais n'existent pas moins.

L'hérédité du terrain ou de la prédisposition est vraisemblable, mais n'est pas susceptible d'être démontrée.

Dans la pébrine, les vers atteints transmettent héréditairement le germe; dans la flacherie, au contraire, autre maladie parasitaire des vers à soie, les vers fournissent des œufs non infectés, mais offrant, au moment de l'éclosion, une faiblesse native qui les rend vulnérables et les prédispose éminemment à contracter la maladie.

Chez l'homme, c'est plus spécialement à propos de la tuberculose qu'on a incriminé le rôle de la prédestination morbide ; l'observation de certaines familles tuberculeuses montre l'existence de cette vulnérabilité spéciale, traduite souvent par un habitus particulier, et qui est destinée à n'être mise en acte que tardivement, au hasard des premières chances d'infection. La ténacité avec laquelle la phtisie poursuit les enfants de certaines familles, à de longs intervalles et à des distances qui défient toute contamination réciproque, est également en faveur d'une réceptivité native à l'égard du germe spécifique.

La réceptivité pour les infections acquises est très variable et ses variations sont fonction de l'âge, de la race, et surtout d'autres conditions, au premier rang desquelles il faut placer la misère physiologique, terme par lequel on désigne tout état de débilitation organique.

Un alcoolique, un miséreux prendront une pneumonie avec beaucoup plus de facilité qu'un sujet sain. L'histoire des récentes épidémies de choléra et de typhus a bien montré l'importance de la misère; on sait parmi quel personnel de mendiants et chemineaux se rencontrent les victimes et les propagateurs du typhus ; de même c'est dans les milieux les plus dénués que frappe le choléra. Naturellement la malpropreté et l'ignorance de toute hygiène ne servent ici qu'à aggraver et étendre les funestes effets de la misère.

Un des éléments de l'état de misère, et à coup sûr le plus primordial, est l'inanition. C'est l'agent dépresseur par excellence de cette résistance par laquelle notre organisme s'oppose aux invasions microbiennes. Soumis à l'inanition, les pigeons, normalement réfractaires, succombent à l'infection charbonneuse. De plus, si, dès l'apparition des premiers signes d'infection, on restitue aux animaux une nourriture régulière, la maladie s'arrête. On les affame de nouveau après quelques jours ; l'affection charbonneuse reprend aussitôt.

Les débilitations et les vices d'hygiène agissent dans le même sens ; il en est ainsi du confinement avec tout ce qu'il comporte d'infériorité relativement aux besoins de l'organisme en oxygène et en lumière.

Ces insuffisances, et plus particulièrement celle de la ventilation, ont été justement invoquées comme causes prédisposantes de la tuberculeuse pulmonaire.

L'alcoolisme est un facteur étiologique général qu'on retrouve parmi les causes éloignées d'un grand nombre d'infections, dont il favorise le développement, aggrave la forme, complique les suites.

Le surmenage, la dépression morale agissent dans le même sens.

Le rôle du froid est noté depuis les temps les plus anciens ; son influence est indéniable et peut être démontrée expérimentalement.

Le traumatisme a une influence incontestable. Exemple : un sujet est porteur d'une blennorragie ; qu'il se fasse une contusion du genou, et l'on pourra voir en quelques jours se développer les signes d'une arthrite blennorragique de cette articulation, avec toutes ses éventualités. Un adolescent, de souche tuberculeuse, tombe sur le dos ; après quelques semaines on constate l'évolution d'un mal de Pott.

Parfois une maladie antérieure appelle l'infection sur le même organe : la lithiase hépatique ou urinaire favorise l'envahissement microbien des voies correspondantes.

Résistance de l'organisme. — Comme on l'a répété souvent, à voir la répartition si complexe des germes, on s'étonne que le rôle des maladies microbiennes ne soit pas encore plus néfaste. L'organisme a de puissants moyens de résistance.

Tout d'abord l'évacuation mécanique des germes concourt très utilement à la défense : c'est dans ce sens qu'interviennent le jeu des cils vibratiles de l'appareil respiratoire, la chasse excrétoire des glandes par la salive, la bile, l'urine, enfin la circulation digestive elle-même. Les dangers qui résultent de l'insuffisance de ces fonctions témoignent assez de leur importance, aussi bien dans l'évacuation mécanique des microbes que dans celle des toxines qu'ils sécrètent dans l'organisme.

Le rôle chimique des sécrétions normales n'est pas moins actif (acidité du suc gastrique).

On peut ramener à deux modalités principales les conditions dans lesquelles la pathogénie est appelée à invoquer le phénomène de l'*immunité* :

1° Tantôt certaines espèces ou races présentent uniformément et nativement l'état réfractaire par rapport à une maladie microbienne donnée, que celle-ci soit mise à leur proximité suivant les lois de la contagion commune, ou leur soit importée expérimentalement. L'immunité est dite *naturelle*; elle fait partie de la disposition physiologique de l'espèce considérée et se transmet inaltérée dans les espèces successives. L'infection charbonneuse du mouton en offre un exemple : tandis que le mouton indigène se montre très vulnérable à la contagion charbonneuse et réagit d'une manière pour ainsi dire fatale à l'inoculation suffisante d'un virus actif, le mouton algérien, dans les mêmes conditions de contagion et d'inoculation expérimentale, résiste d'une façon régulière ;

2° Ailleurs l'immunité se manifeste suivant un mode tout différent. Elle apparait comme la suite d'une atteinte antérieure de la maladie microbienne en cause, ou peut-être d'une autre infection : c'est l'*Immunité acquise.*

Les exemples abondent : un sujet qui a eu la variole, la coqueluche, les oreillons, pourra impunément séjourner dans un milieu infecté, sans reprendre jamais la contagion varioleuse, ourlienne ou coquelucheuse.

Ces faits devaient sortir du domaine de l'empirisme, grâce aux travaux modernes qui ont précisé la doctrine des infections et abordé leur interprétation biologique.

Metchnikoff, en fondant sur des bases indiscutables sa théorie de la phagocytose, a établi le rôle de la plus importante des causes de l'immunité.

Ce savant a démontré par de nombreuses expériences que si l'on injecte une culture de microbes à des animaux qui jouissent de l'immunité naturelle ou acquise pour la maladie que déterminent ces microbes, on voit les leucocytes affluer à l'endroit où a eu lieu l'injection ; bientôt tous les microbes sont englobés par les leucocytes et mis ainsi hors d'état de nuire.

Chez les animaux qui ne jouissent pas de l'immunité, les microbes pullulent rapidement, sans que les leucocytes s'opposent à leurs progrès.

Metchnikoff a donné aux cellules qui s'emparent des microbes le nom de *Phagocytes.* Au premier rang des phagocytes, il faut placer les leucocytes polynucléaires, et le phénomène de la *phagocytose* acquiert son activité maxima dans le sang, les organes lymphoïdes et dans les espaces du tissu conjonctif où évolue la lésion locale, chez les animaux réfractaires. Les phagocytes englobent les microbes à l'état vivant et les détruisent en vertu d'un phénomène de véritable digestion intra-cellulaire. Leur protoplasma sécrète une diastase qui attaque le protoplasma bactérien, le dissout et réalise la désintégration du microbe englobé (Voy. *Inflammation*, p. 46.)

Les leucocytes ne sont pas les seules cellules douées d'un pouvoir phagocytaire ; les cellules endothéliales des capillaires viscéraux, du poumon et surtout des capillaires de la rate et du foie ont des propriétés analogues, dans la phagocytose.

Les cellules épithéliales qui tapissent la surface cutanée ou les muqueuses ne possèdent pas de propriétés phagocytaires, mais dans le derme sous-jacent des muqueuses, de la muqueuse buccale en particulier, se rencontrent en grand nombre les diverses espèces de leucocytes contractiles, surtout des leucocytes polynucléaires. Dans la bouche, ils forment, derrière la membrane épithéliale un véritable lac lymphatique.

Outre les deux amygdales buccales, il existe sur toute la cavité de l'arrière-gorge une chaîne ininterrompue de follicules lymphatiques, s'étendant depuis le V lingual jusqu'à l'épiglotte et à l'ouverture postérieure des fosses nasales (anneau lymphatique de Waldeyer).

De nombreux leucocytes provenant de ces centres lymphatiques arrivent sans cesse à la surface de la muqueuse en traversant les fentes laissées entre les cellules épithéliales. Aussi le mucus buccal est-il rempli de leucocytes polynucléaires, tous bourrés de microbes, au niveau des amygdales. Hugenschmidt a constaté en effet que la salive, telle qu'on la retire de la cavité buccale, attire énergiquement les cellules migratrices. La salive étant un milieu de culture qui renferme un grand nombre de microbes, on est en droit de penser que ceux-ci sécrètent des substances capables d'exercer sur les leucocytes une *chimiotaxie positive*.

Hugenschmidt conclut que s'il existe soit à l'intérieur d'une alvéole à la suite d'une extraction dentaire, soit en un point quelconque des parois buccales, une cavité où la salive peut séjourner et devenir le milieu d'une abondante culture, cette salive présentera des propriétés chimiotaxiques en rapport avec la quantité de microbes qui s'y sont développés. Les leucocytes du voisinage seront donc énergiquement appelés au point malade et pourront y remplir leur fonction phagocytaire.

Anatomie pathologique. — Le conflit des microbes et des cellules organiques constitue le premier fait anatomique à mettre au compte de l'infection : les germes se multiplient, sont rejetés par les émonctoires de même que les toxines dont ils avaient imprégné l'économie ; pendant ce temps, l'organisme a préparé la résistance, fait entrer en scène tous les appareils de défense, et, si la lutte ne lui est pas funeste, répare plus ou moins parfaitement les désordres qu'a causés l'invasion des bactéries.

De là nait tout le complexus des lésions des maladies infectieuses, les unes d'ordre locale : inflammation, suppuration, nécrose et gangrène, processus exsudatifs, néoplasies et scléroses infectieuses (tuberculose) ; les autres d'ordre général.

Ces lésions générales sont réglées, dans leur forme, par le mode physiologique de l'organe en cause, par la nature et la virulence du germe, la disposition du terrain. Elles intéressent le liquide sanguin, le système lymphatique, la rate, les séreuses, l'appareil circulatoire, le rein, le foie. Toutefois, les maladies sont générales bien plutôt par l'imprégnation toxique que par le processus microbien lui-même, qui réalise surtout des séries indéfinies de lésions localisées, mais produit rarement la septicémie pure.

PREMIÈRE PARTIE

MALADIES GÉNÉRALES

Les traumatismes envisagés d'une façon générale ne présentent pas un intérêt immédiat pour le chirurgien-dentiste ; les traumatismes de la bouche et des dents sont étudiés dans des traités spéciaux[1]. Quant à leurs complications, elles présentent un grand intérêt au point de vue de la pathologie générale.

CHAPITRE PREMIER

AFFECTIONS TRAUMATIQUES EN GÉNÉRAL

On doit entendre sous ce nom « des affections circonscrites primitivement locales succédant à une violence venant du dehors ou du dedans. »

Cette définition a été donnée par Verneuil dans un cours professé à la Faculté en 1871-72.

Le même professeur assignait aux affections traumatiques les caractères généraux suivants :

1° *Caractères étiologiques.* — La cause vulné-

1. Voy. Frey, *Pathologie des dents et de la bouche*, et Godon, *Clinique dentaire et Dentisterie opératoire*, in *Manuel du chirurgien dentiste.*

rante externe ou interne agit à l'improviste pendant un temps fort court et sans prédisposition nécessaire de l'économie.

2° *Caractères anatomiques.* — La lésion en quelque sorte fondamentale consiste essentiellement en une dièrèse, c'est-à-dire la séparation d'éléments réunis primitivement. Il peut y avoir solution de continuité ou de contiguïté (disjonction).

3° *Caractères physiologiques.* — La dièrèse ainsi produite a pour résultat immédiat des changements dans la forme et les propriétés des tissus lésés. Ce sont ces changements qui déterminent les symptômes, douleur, hémorragie, etc., des lésions traumatiques.

4° *Caractères pathologiques.* — Il se développe soudainement dans le foyer de la blessure une irritation locale plus ou moins vive, plus ou moins durable et qui provoque fatalement une série d'actes destructeurs ou réparateurs : tels sont la coagulation du sang, la gangrène, etc.

Cette irritation et ses suites peuvent être limitées ou bien se propager à distance et compromettre l'économie. C'est là une maladie de cause traumatique.

5° *Caractères pronostiques.* — L'affection traumatique a une tendance naturelle à la guérison, quand la lésion porte sur une partie primitivement saine ou sur des organes sains ; quand les organes lésés ne sont pas essentiels à la vie ; enfin lorsque les désordres produits ne sont pas trop considérables.

Cette tendance curative est fondamentale et les lésions traumatiques ne deviennent de véritables maladies que lorsqu'il survient des accidents et des complications.

Caractères étiologiques. — *La cause* unique et

essentielle à la diérèse traumatique est la violence qui résulte elle-même du conflit survenu entre un corps animé de mouvement (*corps vulnérant*) et un corps qui résiste à ce mouvement (*corps vulnéré*).

Les agents vulnérants peuvent être fournis par le monde extérieur (lésions de cause externe) ou bien par l'organisme lui-même (lésions de cause interne).

La lésion traumatique est *immédiate,* si la plaie siège au lieu même d'application de la cause ; elle *est médiate,* à distance ou par contre-coup ; si l'application du traumatisme a eu lieu à une certaine distance du point lésé.

Il existe deux classes de traumatisme : 1° *par pression ;* 2° *par traction.* A la 1re classe appartiennent les piqûres, les coupures, les écrasements, la contusion.

On range dans la 2e classe les ruptures, les déchirures, par flexion, par torsion, par diduction, enfin par arrachement.

En se plaçant toujours au point de vue étiologique et pathogénique, les lésions traumatiques peuvent être *simples* ou *compliquées.*

Elles sont simples quand l'agent vulnérant, agissant mécaniquement, sépare des parties normalement réunies, quand le tissu lésé est sain, lorsque le sujet atteint est bien portant, enfin lorsque la lésion ne se complique pas.

Les plaies compliquées seront étudiées dans le chapitre suivant.

Le *siège* de la lésion traumatique offre une importance capitale. On doit savoir quels sont les tissus intéressés, si la plaie est superficielle ou profonde. Enfin une troisième variété est d'une grande utilité pour le pronostic : il s'agit du contact de l'air atmosphérique. Cette condition avait paru assez essentielle au Pr Verneuil pour justifier la classification suivante :

Trois catégories de lésions traumatiques :

1o *Lésions externes* exposées à l'air atmosphérique ;

2o *Lésions internes* ou *cavitaires*, communiquant avec les cavités normales ou accidentelles du corps ;

2o *Lésions interstitielles* comprises entre les téguments et les cavités naturelles ou viscérales.

Cette classification a aujourd'hui beaucoup plus d'importance, parce qu'on connaît la raison de la plus grande gravité des plaies exposées à l'air.

La solution de continuité peut être en effet envahie par des germes infectieux siégeant sur la peau, apportées par l'instrument vulnérant, ou encore provenant d'une cavité naturelle comme la bouche. Exemple : Fracture du maxillaire inférieur dont le foyer communique avec la cavité buccale.

Foyer traumatique. — La forme du foyer peut être régulière comme dans une plaie par coupure, ou irrégulière comme dans un arrachement. Parfois il y a perte de substance.

L'étendue du foyer est aussi fort variable, et en général la gravité de la lésion est en rapport avec son étendue, il y a des exceptions. Ex. : plaies articulaires, plaies du péritoine. Le nombre des lésions doit être pris en considération, il en est de même de leur siège, de leurs rapports.

Un point important, c'est de reconnaître dans quel état sont les éléments atteints par la violence. La zone traumatique peut être en effet très limitée (coupure nette). Mais il peut y avoir deux zones nouvelles en rapport avec l'intensité du traumatisme. Une zone où les tissus sont destinés à mourir (zone gangrenée), une autre où les tissus peuvent revenir à la vie (zone stupéfiée). Cette distinction est très importante en pratique, les plaies simples peuvent être réunies par première intention, les tissus privés de vie ou simplement stupéfiés ne le permettent pas.

Symptomes. — Les phénomènes morbides produits par les lésions traumatiques sont multiples.

Il y a formation d'un foyer traumatique plus ou moins étendu, résultant de la division des tissus, il s'accompagne de certains accidents immédiats et en particulier de l'hémorragie.

Ce changement dans les rapports des tissus peut s'étendre plus ou moins loin et donne parfois lieu à des déformations considérables (luxations, fractures avec chevauchement). Il se produit des contacts nouveaux, par exemple, communication du foyer avec l'air. Ces contacts peuvent être inertes ou au contraire s'accompagner d'une vive irritation.

Les troubles fonctionnels, résultant de la dièrèse, sont caractérisés par des phénomènes d'irritation traumatique. La tendance de cette irritation est la réparation, variable selon les tissus, surtout selon que ceux-ci sont vasculaires ou non.

Or le processus naît de la zone vivante, zone située en dehors de celles que nous avons signalées (zones mortifiée et stupéfiée).

Ces phénomènes fonctionnels sont divisés en phénomènes locaux et généraux, ces derniers seraient mieux appelés phénomènes à distance.

Les premiers ont déjà été décrits, les seconds sont ceux qui apparaissent dans des organes plus ou moins éloignés du foyer de la blessure, organes d'abord respectés par le traumatisme.

L'*évolution* vers la réparation plus ou moins accidentée est la règle.

Diagnostic, pronostic et traitement. — On ne peut rien dire du diagnostic, du pronostic et du traitement des lésions traumatiques en général. Celles-ci sont trop variées pour être soumises à des règles absolues.

Toutefois le but du chirurgien doit être de régulariser les actes réparateurs en prévenant et en combattant toutes les complications possibles.

Le traitement général peut être indiqué en quelques mots.

Repos absolu physique et intellectuel, température chaude, nourrir le blessé.

Antisepsie minutieuse de la plaie.

Puis traitement variable selon les cas particuliers.

CHAPITRE II

COMPLICATIONS DES TRAUMATISMES.

Elles diffèrent totalement les unes des autres ; leur classification la plus simple et la suivante :

Premier groupe. — Complications résultant des états constitutionnels, des diathèses, des dégénérescences viscérales.

Deuxième groupe. — Complications non septiques ; il s'agit de plaies, de solutions de continuité à l'abri des germes pathogènes. Les accidents qui peuvent survenir sont, les uns, des complications d'ordre local (douleurs, hémorragies, corps étrangers), les autres d'ordre général (embolies, syncopes, stupeur et shock, délires traumatiques, névralgies, thromboses).

Troisième groupe. — Complications septiques.

ARTICLE Ier. — MALADIES GÉNÉRALES ET TRAUMATISMES.

Un traumatisme, quel qu'il soit, contusion, plaie, fracture, luxation, atteignant un organisme non plus sain, mais déjà malade, peut, de ce fait, provoquer de graves complications. Cette question est de date relativement récente ; elle a eu pour défenseurs Verneuil et ses élèves. On peut ranger sous 5 chefs principaux les particularités morbides que peut présenter un organisme, lorsqu'il est surpris par un traumatisme :

1° Le blessé peut être en puissance de *diathèse*, néoplasme, arthritisme ;

2° Il peut être sous le coup d'une *maladie infectieuse*, tuberculose, syphilis, paludisme ;

3° Il peut être *intoxiqué*, alcoolisme, morphinisme ;

4° Il peut être affecté d'une des *maladies chroniques suivantes* : glycosurie, albuminurie, lésions cardiaques, hépatiques ;

5° Il peut être dans un *état physiologique spécial*, vieillesse, grossesse.

1. Diathèses. — Chez un arthritique, un goutteux, un traumatisme articulaire pourra déterminer des manifestations prenant l'allure du rhumatisme chronique, ou bien un accès de goutte.

Néoplasme et *traumatisme* peuvent aussi exercer l'un sur l'autre une influence indiscutable. Quelle que soit la cause efficiente d'un épithélioma par exemple, son apparition peut être, dans certains cas, influencée par un traumatisme ; (leucoplasie buccale, cals subissant la transformation cancéreuse). On a vu souvent une opération chirurgicale, chez un cancéreux, provoquer une poussée néoplasique.

2. Maladies infectieuses. — Il est de notion courante que le traumatisme localise une infection au point où il s'exerce ; un lapin reçoit une inoculation de bacilles tuberculeux et quelque temps après un traumatisme sur l'articulation du genou ; une arthrite tuberculeuse va se développer en ce point. Le trauma a créé le lieu de moindre résistance sur lequel viendront se coloniser les germes infectieux.

Aussi les chirurgiens sont-ils d'accord pour n pratiquer chez les malades en puissance d'une ma ladie infectieuse que des opérations d'urgence.

3. **Intoxications.** — C'est surtout l'influence d l'*alcoolisme* qu'il faut envisager : même chez les al cooliques dont les lésions viscérales ont pu passe inaperçues, tout traumatisme, toute opération peu vent être prétextes à des phénomènes douloureu intenses, et même à l'éclosion d'un accès de *deli rium tremens*. L'alcoolique est un terrain éminem ment favorable à l'éclosion des accidents septiques Les organes de l'alcoolique étant en voie de scléros et d'atrophie, offrent moins de vitalité ; ils peuven devenir la proie des gangrènes, d'infections à mar che rapide. La fréquence des hémorragies secondai res chez eux est connue dès longtemps.

4. **Lésions viscérales.** — L'étude du *diabète sucr* montre les dangers des opérations faites au cour de cette maladie (voy. *Diabète*, p. 106). Cependant la chirurgie moderne peut être moins craintive l'endroit des glycosuriques ; mais on convient d la nécessité d'abaisser préalablement le taux d sucre chez le malade.

Comme le diabétique, l'*albuminurique* est un ter rain favorable au développement des inoculations in fectieuses.

Une complication qui paraît particulièrement at tribuable à l'albuminurie, c'est la production facil des hémorragies précoces, immédiates.

5. **États physiologiques.** — La *menstruation* n'a aucune importance ; on ne retardera pas, comme au trefois, une opération urgente, à cause d'elle.

La *grossesse* sera une contre-indication à opére pour une affection dont la cure peut être sans inconvé nient retardée. Le traumatisme n'a d'influence sur so cours qu'autant qu'il porte sur les organes génitaux.

Enfin, la *vieillesse* offre une faible résistance aux agents traumatiques. Une fracture du col du fémur, moins que cela, même, suffit pour conduire un vieillard à la mort : pneumonie, affaiblissement rapide, asthénie cardiaque sont des accidents fréquents.

Fractures spontanées. — A l'étude de l'influence réciproque des maladies générales et des traumatismes se rattache étroitement la question des *fractures spontanées*.

On nomme *spontanées* les fractures qui résultent d'un traumatisme tel qu'il serait insuffisant pour déterminer une fracture chez un individu sain. Ce sont des fractures pathologiques.

Etiologie. — Tout l'intérêt de ces fractures réside dans leurs *causes*, car leur histoire clinique est insignifiante. La violence qui les produit est toujours légère ; il suffit quelquefois, pour que la cassure se produise, d'un mouvement léger : il s'agit d'un malade qui se retourne dans son lit et se fracture l'humérus ; tel autre descend un escalier et se casse la cuisse ; celui-ci en retirant ses bottines, celui-là en lançant un caillou, se donneront une fracture spontanée. C'est la *contraction musculaire*, seule, qui entre en jeu : elle suffit à briser la diaphyse déjà malade.

A côté des cas rares où l'on ne relève d'autre lésion osseuse qu'une *fragilité constitutionnelle*, maladie très obscure, se placent la majorité des autres fractures pathologiques. On peut les ranger dans 4 classes.

1° L'*ostéoporose*, ou raréfaction des éléments de l'os, se rencontre chez le *vieillard*, pendant la *grossesse*, au cours du *scorbut*, du *diabète*, du *cancer* ;

2° Il existe tout un groupe de *maladies nerveuses* qui favorisent les fractures ; elles ne sont alors qu'un trouble trophique de la maladie nerveuse.

L'*atrophie musculaire progressive* le *tabes*, la *paralysie générale*, sont les maladies nerveuses où s'observe le plus grand nombre de cas de fractures spontanées ;

3° Le *rachitisme*, l'*ostéomalacie*, agissent en créant des troubles dans l'accroissement et dans l'évolution du squelette ;

4° Toute lésion locale d'un os détermine une fragilité du tissu, et favorise ainsi une fracture. Les *ostéomyélites*, la *tuberculose osseuse*, la *syphilis héréditaire*, les *tumeurs des os* agissent ainsi.

Article II. — Complications non septiques des traumatismes.

Elles sont locales ou générales.

§ 1er. — *Complications locales.*

Elles comprennent la douleur, les hémorragies, les corps étrangers.

Douleur. — Tout traumatisme est douloureux ; mais on doit s'attacher à rechercher la raison de tout élément douloureux remarquable par une acuité et une durée anormales.

Les alcooliques, les névropathes, les paludéens, les rhumatisants présentent souvent une impressionnabilité excessive qu'ils manifestent par des pleurs, des grincements de dents, des cris.

Le traumatisme a une action par lui-même, et l'on sait que les grands blessés s'aperçoivent à peine de l'accident ; une simple incision superficielle peut au contraire provoquer une douleur tapageuse.

L'état de la plaie n'est pas sans importance : les bords déchirés, contus, occasionnent souvent une vive douleur ; il en est de même des traumatismes portant sur une région riche en filets nerveux (doigts, orteils, langue).

Une autre cause explique souvent à elle seule tout élément douloureux durable, c'est *l'infection* ; on sait quelle importance a l'apparition de la douleur chez un opéré, surtout lorsqu'elle coïncide avec l'élévation de la température.

Hémorragies. — De même que la douleur, l'hémorragie ne devient une complication que par son exagération.

On divise les hémorragies en *artérielles, veineuses, capillaires*. Ces dernières sont les plus intéressantes pour nous.

Suivant leur époque d'apparition, les hémorragies ont été classées en *primitives* et *secondaires* ; ces dernières, à leur tour, peuvent être *précoces* ou *tardives*.

Hémorragies	immédiates ou primitives.	
	consécutives ou secondaires.	précoces.
		tardives.

L'écoulement de sang se fait, dans les hémorragies capillaires, en nappe ; l'observateur ne peut reconnaître le point d'où part le sang.

Dans les artères, l'écoulement se fait en jet saccadé de sang rouge, qui s'arrête dès que l'on comprime l'artère entre la plaie et le cœur.

D'une veine le sang s'écoule en nappe, comme des capillaires, mais il est noirâtre, et augmente si l'on comprime la veine entre la plaie et le cœur.

Lorsque l'hémorragie est forte, elle s'accompagne des signes généraux bien connus : pâleur des téguments, surtout à la face et aux extrémités. Les muqueuses se décolorent, la température s'abaisse ; le pouls est petit, rapide, puis devient insensible.

Une soif ardente accable le malade, des lipothymies surviennent, le blessé peut être emporté par une syncope.

L'hémorragie s'impose au diagnostic, mais il faut remonter à sa cause.

Etiologie. — Quelles sont les raisons qui déterminent la persistance de certaines hémorragies capillaires? On ne trouve d'autre cause que la nature du tissu blessé ; ainsi le tissu spongieux des os, le tissu splénique, le parenchyme hépatique, le tissu musculaire donnent des hémorragies persistantes. C'est surtout dans les tissus enflammés que les capillaires saignent pendant longtemps : ils sont maintenus béants par la gangue inflammatoire qui les enveloppe, leur calibre est augmenté, la pression sanguine y est plus forte qu'à l'état normal.

L'état général du sujet aide à l'hémorragie, et l'empêche de s'arrêter : une fièvre grave, la variole, la fièvre typhoïde, en augmentant la pression artérielle, et aussi en modifiant la composition chimique du sang, aggravent les hémorragies ; les diverses septicémies chirurgicales agissent ainsi.

Le paludisme, l'albuminurie, le diabète, les lésions du rein et du foie prédisposent aux hémorragies ; — enfin, il faut faire une mention spéciale pour l'hémophilie (Voy. *Purpura*).

Telles sont les causes des hémorragies *primitives*, anormalement prolongées.

Les hémorragies *secondaires précoces* reconnaissent des causes banales : étant donné que *l'hémostase* ou arrêt du sang se fait en vertu de transformations qui s'opèrent dans les parois vasculaires, on comprend qu'un mouvement intempestif du blessé, un effort de vomissement, une quinte de toux, un froissement de la plaie suffisent à faire sauter le caillot des orifices vasculaires.

Ces hémorragies secondaires précoces se produisent fréquemment à la suite d'anesthésies par la cocaïne.

Sous l'influence de cette substance, les capillaires se sont contractés et ont cessé de saigner.

L'influence anesthésique vient-elle à cesser, les vaisseaux se relâchent et redeviennent béants, aidés par la chaleur du pansement. Aussi les *hématomes* ou hémorragies interstitielles sont-ils surtout fréquents à la suite d'anesthésies par la cocaïne.

Les hémorragies *secondaires tardives* ne reconnaissent qu'une cause, c'est *l'infection* de la plaie, ce sont des *hémorragies septiques*.

Pronostic. — Le *pronostic* des hémorragies est variable ; aux deux âges extrêmes de la vie, la résistance aux hémorragies est beaucoup moindre que pendant la période moyenne.

Traitement. — Dans le traitement des hémorragies capillaires, il est certains points importants : on sait que la compression méthodique et directe de la surface suintante suffit souvent, mais on ne sait pas assez le danger de certaines applications dites hémostatiques, telles que le perchlorure de fer, les eaux de Léchelle, de Pagliari. Une substance mérite d'être employée, et cela sans danger : l'antipyrine, soit en poudre, soit en solution à parties égales.

Corps étrangers. — Cette complication locale est moins importante pour nous ; d'une façon générale, on peut dire que la nature du tissu envahi par le corps étranger est d'importance secondaire ; l'essentiel réside dans l'état d'asepsie ou de septicité de ce corps étranger, quelle que soit sa nature, c'est-à-dire dans l'infection ou la non-infection du foyer traumatique dans lequel il siège.

§ 2. — *Complications générales non septiques des traumatismes.*

Elles comprennent la *syncope*, la *stupeur*, le *shock* et le *délire traumatique*.

Syncope. — Étiologie. — Le plus souvent la syncope qui survient à la suite d'un traumatisme reconnaît pour cause une perte considérable et rapide de sang. Elle peut cependant être la conséquence d'une simple action réflexe.

Un traumatisme peut déterminer la syncope par action directe sur le cœur, contusion, blessure, ponction d'une péricardite. D'autres fois, il s'agit d'un trouble rapide apporté dans les conditions de la circulation générale : évacuation brusque d'une ascite, d'un kyste ovarien, d'un épanchement pleural.

Lorsque la syncope reconnaît un réflexe pour cause, il s'agit le plus souvent d'une douleur intense et continue ; une opération douloureuse, telle que l'incision d'un panaris, peut être l'origine d'un réflexe qui, gagnant le bulbe par les nerfs sensitifs de la région, vient se réfléchir sur le muscle cardiaque par les nerfs pneumogastriques.

Les contusions de l'abdomen et du thorax prédisposent à la syncope. Enfin elle peut être le résultat d'un acte spontané, par exemple lorsqu'un malade tombe sans connaissance à la vue du bistouri, ou d'un instrument chirurgical quelconque.

Symptomes. — Le plus souvent le malade sent qu'il se trouve mal, qu'il va s'évanouir ; il accuse une sensation de vertige, de bourdonnements d'oreilles, un brouillard obscurcit ses yeux ; on le voit pâlir, une sueur froide couvre son visage, puis la connaissance se perd : la syncope est constituée. Le malade est pâle, inerte, *les mouvements respiratoires et le pouls sont inperceptibles* ; au bout de peu de temps la circulation se rétablit progressivement, les mouvements respiratoires redeviennent visibles, le malade reprend contact avec le monde extérieur.

D'autres fois, malgré les soins les mieux compris, la mort est la conséquence de la syncope, sans qu'à l'autopsie aucune lésion puisse expliquer cette terminaison fatale.

En l'absence de grandes hémorragies, il faut toujours remonter à la cause d'une syncope survenue à l'occasion d'un simple traumatisme, ou même sans motif.

Les affections *cardio vasculaires* se présentent tout d'abord à l'esprit. En effet, les myocardites, les péricardites, toutes les affections valvulaires du cœur et surtout l'insuffisance aortique prédisposent à la syncope et aux lipothymies. Si l'examen de l'appareil cardio-vasculaire n'a rien révélé, on cherchera du côté du *système nerveux*, des *maladies infectieuses* et *toxiques*.

Les lésions de l'encéphale, surtout celles du bulbe peuvent s'accompagner d'une syncope mortelle. Les *hystériques* tombent souvent en syncope. Par réflexe s'expliquent les lipothymies de la *colique hépatique*.

La fièvre typhoïde se termine quelquefois par mort subite, due à une syncope.

La syncope *chloroformique*, si elle est tardive, peut être vaincue; précoce, survenant aux premières bouffées de *chloroforme*, elle est presque toujours mortelle.

Traitement. — Il est uniforme. Le malade sera étendu, la tête en position déclive; la face sera fustigée de compresses d'eau froide. La traction rythmée de la langue abrégerait l'état syncopal; on emploiera les injections d'éther et de caféine.

Stupeur et Shock. — On désigne sous ce nom un état de certains blessés, caractérisé par de l'anesthésie, du refroidissement et l'absence d'hémorragie. On réserve l'expression de *shock traumatique* à l'état de prostration qui fait suite aux grands traumatismes accidentels ou opératoires, et caractérisé par l'affaiblissement des pulsations cardiaques, l'abaissement de la température, la pâleur et un certain degré d'anesthésie.

La connaissance et l'intelligence subsistent chez les blessés en état de shock, ce qui le distingue de la syncope et de la commotion cérébrale.

Dans les divers états comateux, l'essentiel est de faire la part de la chute dans le développement des accidents comateux.

Délire traumatique. — Le *délire traumatique* est une variété de la forme *éréthique* du shock.

Article III. — Complications septiques des traumatismes.

Avant de passer à l'étude de ce groupe, il nous faut étudier ce qu'on entend par *fièvre* et par *inflammation*.

Nous dirons quelques mots ensuite des principales complications septiques : *phlegmons, tétanos, érysipèle, septicémies, infection purulente, pourriture d'hôpital.*

§ 1er. — *Fièvre.*

Élévation de la température. — La fièvre se traduit en clinique par de nombreux symptômes, mais un seul d'entre eux a une valeur suffisante, c'est l'*élévation anormale de la température.*

Bien que la température normale varie légèrement avec chaque individu, suivant l'heure de la journée, suivant l'âge, on reconnaît une moyenne thermique qui est de 37°,5 sous l'aisselle, 37°,7 dans le rectum.

Pour rendre plus facile l'étude des oscillations thermométriques, dans une maladie, on a l'habitude de relever matin et soir la température du malade, et de l'inscrire sur une feuille ; on obtient ainsi la *courbe thermique* de la maladie. Dans les colonnes verticales sont inscrits les jours et les heures de la température; sur les lignes horizontales sont marqués les degrés.

Dans toute maladie fébrile, on distingue 3 périodes:

1° D'*ascension*, pendant laquelle la température s'élève ;

2° D'*acmé*, ou d'*état*, où la température se maintient à son maximum ;

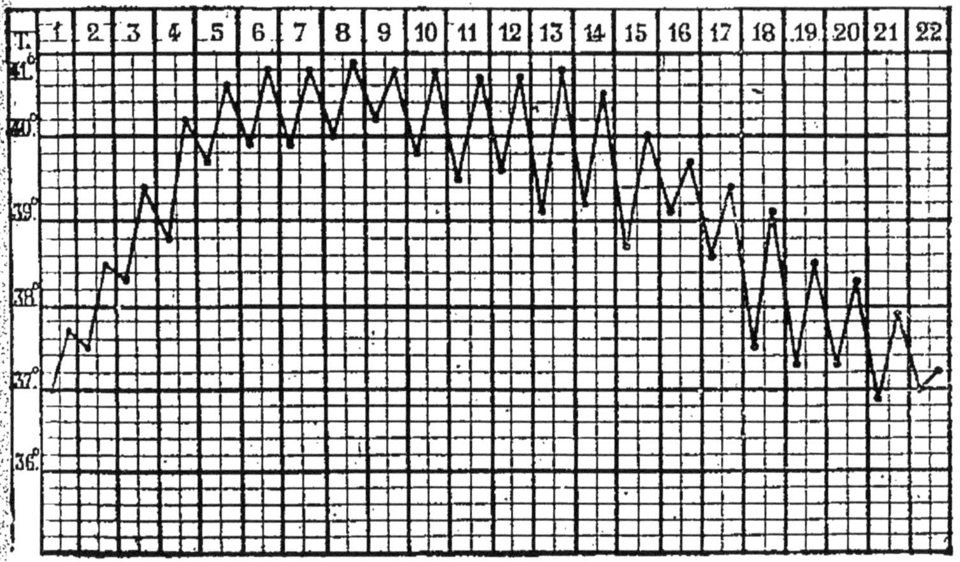

Fig. 1. — Fièvre typhoïde régulière. Périodes d'invasion, d'état et de défervescence (d'après Wunderlich).

3° De *défervescence*, stade pendant lequel la température s'abaisse pour revenir à la normale. Nous allons donner quelques exemples pour chacune de ces périodes.

Période d'ascension. — *a*) Lorsque *brusquement* la température s'élève de la normale à son maximum, il se produit une série de phénomènes accessoires constituant le *frisson*. Exemple: pneumonie, variole.

b) Lorsqu'au contraire la température met 3 ou 4 jours pour atteindre son acmé, il y a ascension *lente* (fièvre typhoïde) ; dans cette maladie l'ascension se fait par oscillations.

Période d'état ou fastigium. — Elle dure plus ou moins longtemps ; dans ce cas, il y a un *plateau* (fièvre typhoïde) (fig. 1).

Si la période d'état dure plusieurs septennaires, la température tantôt se maintient au même degré matin et soir (type *continu*), tantôt est moins élevée le matin que le soir (type *rémittent*), quelquefois on observe un double fastigium (*grippe*) (fig. 2).

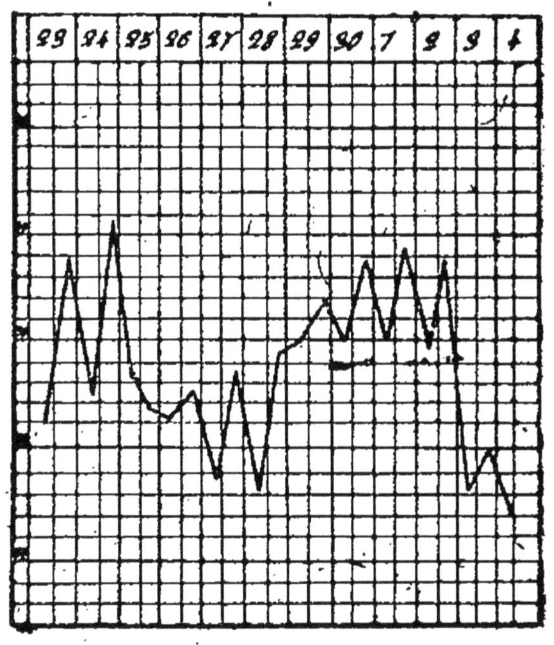

Fig. 2. — Grippe. Double fastigium (Mayet).

Période de défervescence. — *a*) Rapide, la défervescence prend le nom de *crise* ; elle s'accompagne alors de l'émission d'urines abondantes, de sueurs profuses, d'herpès critique (pneumonie) (fig. 3).

b) On appelle *lysis*, les défervescences lentes, tantôt continues, tantôt rémittentes.

Lorsque la maladie se termine par la mort, on observe tantôt de l'hyperthermie, tantôt de l'hypothermie (*collapsus*).

Parmi les causes d'abaissement de la température ou hypothermie, citons : les hémorragies, les diarrhées abondantes, et, d'une façon générale, toute perte de liquide par l'organisme.

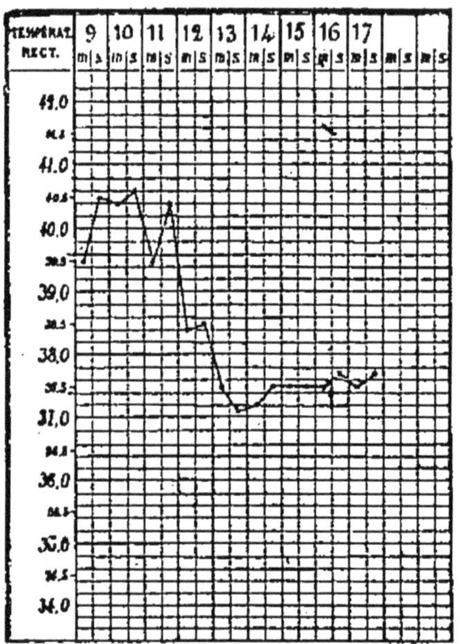

Fig. 3. — Pneumonie, fin de la période d'invasion, période d'état et de defervescence rapide (Mayet).

Parmi celles qui élèvent la température, il y a toutes les réactions qui constituent l'inflammation, les accidents convulsifs. Les autres troubles accompagnant l'élévation thermique sont : des modifications de la circulation, de la respiration, du système nerveux, des organes digestifs et des sécrétions.

Circulation. — Le pouls ne se ressent pas toujours de l'élévation thermique, mais, dans la majorité des cas, il est augmenté de fréquence, 100, 120, 140 pulsations au lieu de 60.

Respiration. — Au lieu de 12 à 16 inspirations par minute, on trouve chez le fébricitant 30, 40 inspirations.

Troubles nerveux. — Ils consistent en douleurs lombaires, céphalalgie, délire, agitation, frissons.

Sécrétions. — La langue est sèche, les dents fuligineuses; les malades sont tourmentés par la soif. Il y a *anorexie*, constipation, vomissements. Les sueurs se suppriment souvent (chaleur mordicante), les urines sont rares et foncées; leur toxicité peut être diminuée. Les tissus, les muscles en particulier peuvent subir des lésions de dégénérescence.

On ne connaît pas la cause intime, ni les modifications qui se passent dans certaines régions du système nerveux, pour déterminer l'élévation thermique; ce qu'on peut dire, c'est que la défense de l'organisme, dans les maladies infectieuses, se traduit extérieurement par la *fièvre* et l'*inflammation*.

§ 2. — *Inflammation*.

Leucocytose. — Si l'on examine à un faible grossissement microscopique la membrane interdigitale d'une grenouille vivante, on voit deux sortes d'éléments circuler dans le sang des vaisseaux : les uns cheminent rapidement avec le courant sanguin, les autres, plus gros et moins nombreux, dans la proportion de 1 pour 300 des premiers, suivent de préférence la paroi vasculaire sur laquelle ils s'attardent parfois. Les premiers sont les *globules rouges*, les autres les *globules blancs* ou *leucocytes*.

Ces derniers remplissent dans l'organisme un rôle énorme, découvert et étudié dans ces derniers temps par un des plus grands savants de notre époque, M. Metchnikoff.

Les leucocytes n'existent pas seulement dans le liquide sanguin, mais aussi dans les tissus de différents organes; contrairement aux autres cellules, ils ne présentent pas de membrane d'enveloppe, et sont limités seulement par leur protoplasma. Celui-ci jouit d'une grande mobilité; il est capable de s'étirer en un point, sous la forme d'un pseudopode, puis de se ramasser en entier autour de ce prolongement; en répétant ce manège, le corps entier du leucocyte se déplace et devient capable de passer à travers d'étroits pertuis.

Ainsi un globule blanc peut s'amincir à une de ses extrémités, s'engager entre deux cellules de la paroi d'un capillaire, puis, par une série d'étranglements de tout son protoplasma, parvenir à s'échapper en entier hors du vaisseau sanguin. Ce phénomène porte le nom de *diapédèse*; or, longtemps on méconnut sa cause véritable.

Les expériences saisissantes de MM. Massart et Bordet ont montré qu'il ne s'agit pas là d'un phénomène passif, mais d'un acte de volonté, en quelque sorte, de la part du leucocyte.

Ces expérimentateurs, ayant introduit dans le sac lymphatique de la grenouille des tubes capillaires remplis de liquides variés, bouillon, cultures microbiennes, etc..., constatèrent, en retirant ces tubes, au bout d'un certain temps, que certains renfermaient un bouchon volumineux de leucocytes, tandis que d'autres en contenaient seulement un petit nombre, ou même pas du tout. Les liquides des tubes, suivant leur composition, avaient attiré plus ou moins les globules blancs, les avaient engagés à quitter leurs vaisseaux (fig. 4). On exprime cette propriété en disant que la substance en question est douée pour le globule blanc de *chimiotaxie positive* quand elle l'attire, *négative* quand elle le repousse. Là est le nœud de la grande question de l'inflammation : tant que les tissus de l'organisme vivent d'une vie normale, les leucocytes restent tranquilles et n'interviennent pas ; mais qu'il survienne un trouble

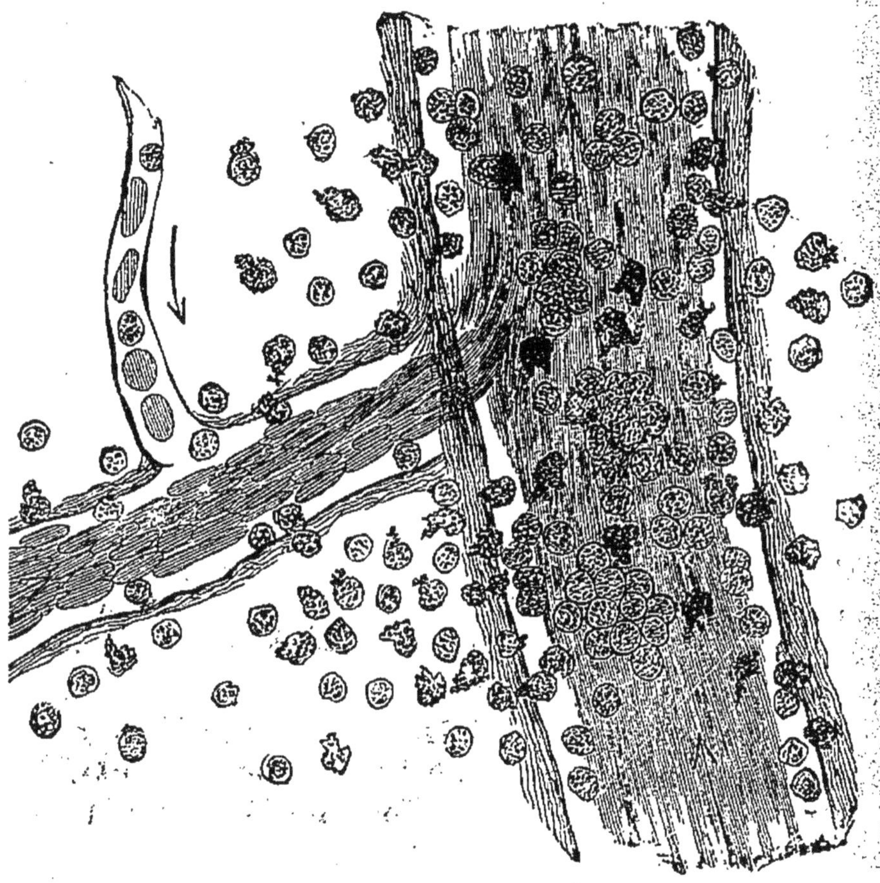

Fig. 4. — Migration des globules blancs dans le mésentère de la grenouille, six heures après sa mise à nu ; les cellules ponctuées représentent les globules blancs, les autres les globules rouges (grossissement : 250).(Perls).

dans tel organe, qu'un *microbe,* par exemple, fasse effraction dans un tissu, immédiatement l'attraction va s'exercer sur les cellules mobiles, les globules blancs, qui vont sortir des vaisseaux.

Aussi a-t-on coutume de décrire l'inflammation

comme un véritable combat entre le microbe agresseur, cellule étrangère à l'organisme, et le leucocyte, cellule très répandue dans nos tissus, personnifiant l'appareil de défense.

Phagocytose. — On a reconnu, par des expériences irréfutables, que les globules blancs sont capables *d'englober des microbes vivants* et de les *digérer* au moyen des sécrétions de leur protoplasma.

Une maladie infectieuse doit donc être considérée comme la représentation des phases de la lutte, celle-ci ayant une issue favorable ou non pour l'organisme suivant que le leucocyte ou le microbe aura été victorieux.

De nombreuses infections chroniques, comme la tuberculose, la lèpre, sont caractérisées par des lésions où l'on peut constater l'englobement des microbes pathogènes par certains leucocytes, appelés *phagocytes* en raison de leurs propriétés digestives (nodules tuberculeux).

« L'inflammation, dit Metchnikoff, doit être envisagée comme une réaction phagocytaire de l'organisme contre les agents irritatifs, réaction qui tantôt s'accomplit par les phagocytes mobiles seuls, tantôt avec le concours des phagocytes vasculaires ou celui du système nerveux ».

Lorsqu'une grande quantité de globules blancs, ayant digéré ou non des microbes, succombent, leur accumulation en un point de l'organisme se trouve soumise à des influences nécrobiotiques qui en amènent la destruction et la transformation en globules de *pus*.

Un liquide purulent contient donc :

1° Des *globules blancs* (polynucléaires et mononucléaires) ;

2° Des *cellules fixes, déformées*, des *cellules adipeuses*, des *débris de capillaires* et d'autres tissus, etc.

Abcès. — Si des expériences ont prouvé qu'artificiellement on peut provoquer la formation de pus *aseptique* (injection de substances irritantes telles que essences de térébenthine, mercure), le pus qu'on observe en clinique est *toujours* le résultat de la lutte entre les leucocytes et différentes variétés microbiennes, en particulier les *microbes pyogènes*, staphylocoques et streptocoques.

On donne le nom d'*abcès* à toute collection de pus plus ou moins profonde.

On sait les quatre symptômes qui, de tout temps, ont été connus : *douleur, tumeur, chaleur, rougeur*.

Le pus est habituellement jaune clair, homogène, bien lié.

§ 3. — *Phlegmon circonscrit.*

C'est l'inflammation circonscrite du tissu cellulaire, succédant à une plaie, à une érosion cutanée contaminées par un agent microbien pyogène, qui, le plus souvent, est le streptocoque (fig. 5).

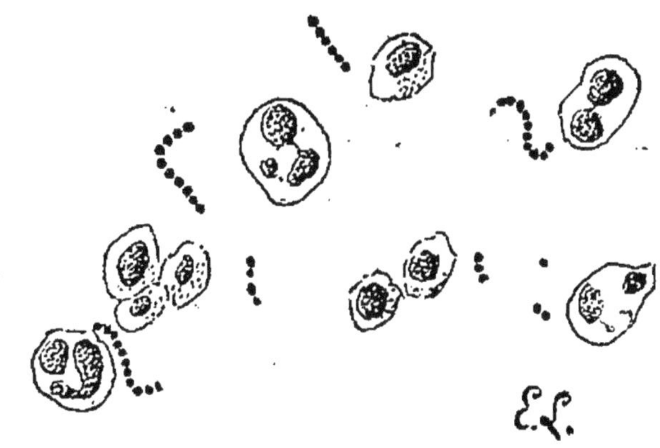

Fig. 5. — Pus d'un phlegmon sus-aponévrotique de la cuisse avec micrococcus.

Le phlegmon circonscrit est presque toujours précédé d'un stade de *lymphangite réticulaire* ; il en résulte que l'infection se propage jusqu'aux ganglions de la région, d'où formation d'un *adéno-phlegmon* dans la majorité des cas.

Les symptômes cardinaux sont nets dans les phlegmons circonscrits, à moins qu'ils ne soient situés profondément ; dans ce cas, il n'y a guère que la *douleur* de bien nette, les autres signes sont plus ou moins effacés.

Toujours l'état général est altéré ; la température est élevée, il y a du délire, de l'insomnie, bref le cortège ordinaire de la fièvre.

La terminaison ne se fait pas toujours par suppuration ; souvent il y a résolution des symptômes qui disparaissent lentement, en laissant une légère induration. Quand le pus est formé, il se trouve *collecté* et limité par une membrane, on rentre alors dans le cas de *l'abcès chaud*.

§ 4. — *Phlegmon diffus*.

C'est une variété de l'inflammation, variété caractérisée par deux faits principaux : *l'envahissement rapide de l'infection* et la *mortification des tissus*. L'agent pathogène est le *streptocoque*, associé ou non au staphylocoque.

La moindre écorchure de la peau peut servir de porte d'entrée ; mais ce sont surtout les plaies contuses, les écrasements qui favorisent le développement du streptocoque. Les cavités closes facilitent sa prolifération, aussi les infections des articulations ont-elles été toujours regardées comme très graves et prédisposant aux vastes phlegmons diffus. Il faut tenir compte de la question de terrain ; diabétiques, alcooliques, albuminuriques, sont une proie facile pour le streptocoque du phlegmon.

Ici les phénomènes généraux sont d'emblée très intenses : fièvre, frisson, délire, insomnie, tout rappelle l'invasion d'une grande pyrexie.

Il s'agit le plus souvent d'une plaie, d'un petit panaris au doigt ; la plaie s'est infectée, de la rougeur et de la tuméfaction s'étendent bientôt à distance ; les gaines des fléchisseurs sont devenues douloureuses, le poignet, l'avant-bras présentent des signes d'infection à distance, les ganglions sont engorgés dans l'aisselle, c'est la période *inflammatoire*. Puis se dessine un œdème, souple et ferme, avec des phlyctènes de place en place, quand le phlegmon est superficiel, tandis que l'œdème est mou et garde l'empreinte du doigt, quand il y a phlegmon profond.

Dans ce cas les autres signes manquent totalement ; aucune rougeur, à peine une teinte rosée de la peau.

La douleur s'est aggravée ; l'impotence est absolue, les élancements empêchent tout sommeil ; elle ne s'atténuera qu'au 5e jour environ, époque où, grâce à la mortification des tissus, le pus est venu former une véritable nappe, accusée par une *fluctuation* souvent difficile à obtenir.

Si l'état général ne s'est pas aggravé, si l'élimination des escarres a pu se faire, le malade peut entrer dans la période de *réparation* ; mais souvent, même tardivement, des phénomènes d'hecticité peuvent encore emporter le malade. Il s'agit donc d'une complication extrêmement grave des traumatismes.

§ 5. — *Septicémies générales. — Infection purulente.*

Sous le nom de *septicémie* on décrit les accidents dus à la diffusion des toxines sécrétées par les microbes pyogènes. Elle comprend trois degrés : *fièvre traumatique, septicémie aiguë, septicémie chronique.*

Très fréquente autrefois à la suite de toute opération, la septicémie a presque disparu des cliniques.

L'*infection purulente* ou *pyohémie* est due à la pénétration dans le sang des microbes pyogènes, qui vont ainsi provoquer des suppurations en des points nombreux.

Elle a presque disparu des salles de chirurgie, et beaucoup de jeunes médecins n'en ont jamais vu d'exemple.

§ 6. — *Tétanos.*

Le tétanos est une des complications septiques les plus graves des plaies. Le microbe pathogène de cette maladie est bien connu ; c'est la toxine, sécrétée par lui, qui donne naissance aux symptômes du tétanos, consistant en *contractures avec accès paroxystiques, débutant par les muscles de la mâchoire* (*trismus*) *pour envahir la plupart des muscles volontaires et involontaires de l'organisme.*

Étiologie. — Le tétanos s'observe partout, mais avec une fréquence très variable : tandis qu'en Islande il constitue le tiers de la mortalité générale, en France il cause environ les deux millièmes de l'ensemble des décès : en 8 ans, à Paris, on a noté 300 décès par tétanos.

Une porte d'entrée, quelle qu'elle soit, est toujours nécessaire, pour qu'il y ait tétanos. Mais tantôt elle passe inaperçue (angine légère, ulcérations typhiques, carie dentaire, ulcère stomacal) ce qui a valu l'ancienne dénomination, pour ces cas rares, de *tétanos spontané ;* tantôt, et c'est le cas le plus fréquent, il existe une plaie apparente : on décrit sous le nom de *tétanos chirurgical* ou *traumatique* celui qui est consécutif aux traumatismes et aux opérations, de *tétanos puerpéral* celui qui succède aux plaies utérines (avortement, accouchement), de *tétanos des nouveau-nés,* celui qui survient pendant l'évolution de la plaie ombilicale.

Mais quelle que soit la variété de ses types cliniques, le tétanos reconnaît toujours une seule et même

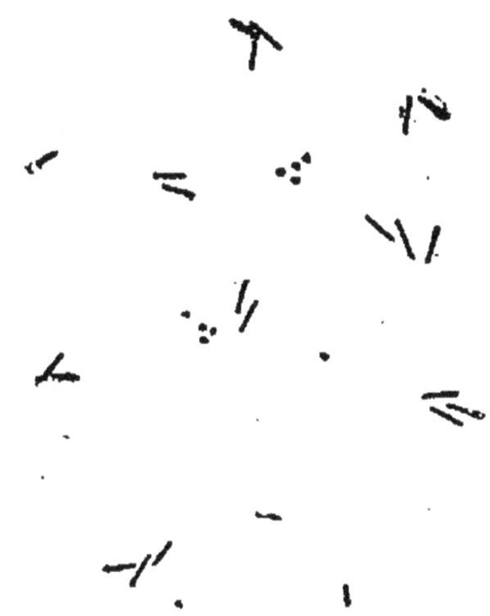

Fig. 6. — Bacille du tétanos associé avec un coccus.

cause : l'introduction, en un point de l'organisme, du microbe de Nicolaïer (fig. 6 et 7), lequel va sécréter

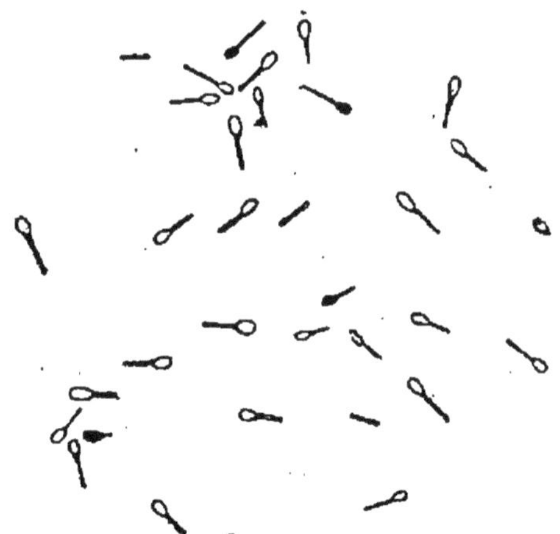

Fig. 7. — Bacille du tétanos. — Culture en bouillon, formes sporulées.

la toxine tétanique, poison d'une extrême violence dont l'action sur les centres nerveux provoque des troubles si graves. Le bacille du tétanos ne va pas au delà de la plaie qu'il a contaminée, il reste local, mais sa toxine diffuse dans tout l'organisme. Le tétanos est donc un type de maladie nerveuse toxi-infectieuse.

Symptomes. — Les premiers symptômes éclatent vers le 8e jour qui suit l'inoculation. Le *trismus* est généralement le phénomène initial du tétanos déclaré. Le malade n'éprouve d'abord qu'une gêne modérée dans les mouvements de mastication, accompagnée parfois d'un point douloureux en avant des oreilles ; puis cette gêne s'accuse de plus en plus et s'étend aux mouvements de la tête, surtout ceux de flexion. Ce dernier signe, difficulté de flexion de la tête, peut marquer à lui seul le début de la maladie ; souvent alors il est considéré comme un torticolis vulgaire. Après les masséters, les muscles de la nuque entrent à leur tour en contracture ; les douleurs se propagent à la tempe, à la bouche et deviennent de plus en plus vives ; la contracture des muscles du pharynx provoque de la dysphagie. La mâchoire inférieure ne peut plus s'abaisser et les dents, serrées avec force les unes contre les autres, ne peuvent plus être écartées ; le moindre effort pour les desserrer augmente leur rapprochement.

Cependant les symptômes généraux sont très peu marqués, il n'existe pas de fièvre, l'intelligence est conservée, si bien que la gravité de ces symptômes ne frappe que le médecin.

Bientôt surviennent des paroxysmes douloureux, au cours desquels tous les muscles se raidissent : la tête, le tronc, les membres sont dans un état de contracture complète, on pourrait prendre le malade par les pieds et le soulever tout d'une pièce. Souvent le corps forme alors un arc complet, dont les deux extrémités, l'occiput et les pieds, reposent seuls sur le plan du lit (*opisthotonos*). On voit plus rarement le corps former un arc ouvert en avant (*emprosthotonos*) ou latéralement (*pleurosthotonos*). Les malades présentent quelquefois un facies spécial, exprimant la douleur ou le rire convulsif, et dû à la contracture des muscles de la face, des sourcils, des ailes du nez et des commissures labiales.

Les plus petites impressions extérieures, un attouchement, une secousse légère donnée au lit du malade, suffisent pour provoquer le retour des crises convulsives.

De même que la déglutition est rendue très difficile par la contracture des muscles du pharynx, de même la respiration se trouve bientôt entravée. Le thorax est immobilisé, empêchant le renouvellement de l'air ; les symptômes d'asphyxie s'accusent alors, ils finissent par entrainer la mort, qui peut arriver aussi par syncope cardiaque. Le cœur est en effet touché rapidement, le pouls est à 130, et plus, la température est souvent très élevée 40, 41° et davantage encore.

Quatre jours sont la durée moyenne du tétanos. On a décrit des cas de tétanos chronique qui guérirait dans la proportion de 50 pour 100.

Pronostic. — Il est beaucoup plus sévère dans le tétanos ordinaire aigu, dont la terminaison est fatale dans 90 pour 100 des cas.

Diagnostic. — Il est douteux au début : le trismus, par exemple, s'observe à l'état de crampe tétaniforme partielle (crampe masticatoire), localisée au territoire de la branche motrice du trijumeau, dans certaines lésions inflammatoires de la bouche, *stomatite, gingivite, périostite alvéolo-dentaire, accidents d'évolution de la dent de sagesse, ostéite du maxillaire inférieur*. Mais dans ces cas, l'écartement des mâchoires peut se faire en partie, graduellement, et toutefois, sans provoquer de redoublements convulsifs. De plus, la contracture ne dépasse jamais la sphère des masséters. De même, pour éviter la confusion avec une *angine*, un *torticolis musculaire*, il suffit de remarquer que les muscles atteints sont roidis, contracturés dans le tétanos, et que leur contraction est exagérée par les tentatives destinées à les vaincre.

Il en est de même pour d'autres affections locales : les *arthrites temporo-maxillaires*, certains *adéno-phlegmons sous-maxillaires et parotidiens* amènent une gêne considérable dans les mouvements de la mâchoire inférieure ; l'*angine de Ludwig*, variété d'abcès sublingual, présente le trismus au nombre de ses premières manifestations, les *abcès périamygdaliens* de même, mais toute cause d'erreur sera évitée si le chirurgien se tient en garde contre la possibilité du tétanos, s'il observe avec soin le caractère intermittent ou non des contractures, avec ou sans redoublement sous l'influence de la moindre excitation extérieure.

L'hystérie donne naissance à des contractures d'une évolution spéciale, survenant après une attaque convulsive, transitoire, accompagnée d'autres stigmates hystériques.

Certaines *méningites cérébro-spinales*, avec roideur de la nuque et autres contractures, intermittentes, présentent en outre des paralysies, des douleurs vertébrales.

Enfin l'*empoisonnement par la strychnine* offre une évolution différente : les symptômes évoluent de bas en haut, et non de haut en bas, ils surviennent d'emblée non progressivement, la mort est rapide.

Prophylaxie. — Elle se résume dans l'asepsie des plaies, dans la stérilisation des instruments et des objets de pansement. — En chirurgie courante, le médecin a le devoir stricte de pratiquer des injections préventives de sérum antitétanique, toutes les fois qu'il s'agira d'une plaie contuse, souillée de terre, ou encore de traumatismes sévères des extrémités.

§ 7. — *Erysipèle.*

L'érysipèle est une maladie infectieuse, due à l'introduction d'un streptocoque, de virulence spéciale, et capable de se multiplier dans le derme de la peau ou d'une muqueuse (fig. 8 et 9).

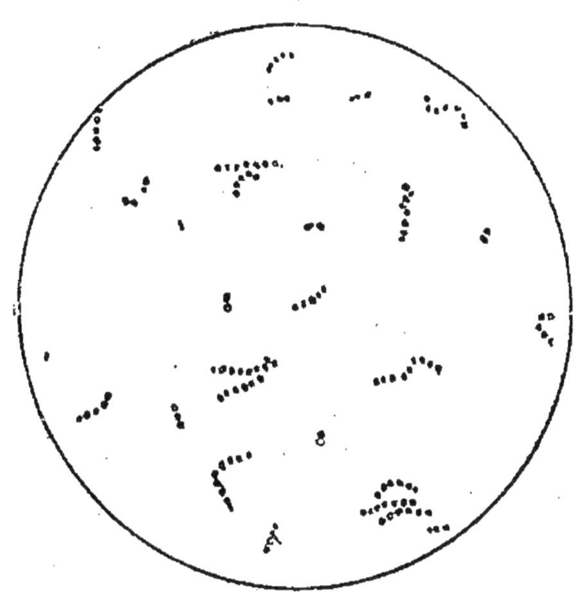

Fig. 8. — Streptococcus brevis, formes courtes.

Etiologie. — La distinction ancienne entre l'érysipèle chirurgical et l'érysipèle médical n'a plus de raison d'être. Qu'il s'agisse d'une plaie, d'un bouton d'acné, d'une vésicule d'herpès, d'un ulcère variqueux, la cause de la maladie est toujours une variété de streptocoque, qui, tantôt a été apporté par contact direct ou contact médical (doigts, instruments, objets de pansement), tantôt n'est qu'un streptocoque commensal habituel de la cavité buccale ou nasale, et dont la virulence s'est exaltée. Ainsi, les cas d'érysipèle *spontané* n'ont plus rien de mystérieux pour nous, depuis que nous savons que l'on peut recueillir dans la salive de personnes saines des streptocoques dénués de toute virulence, les associer, par exemple, avec un coli-bacille, et dès lors rendre ces streptocoques capables de produire l'érysipèle.

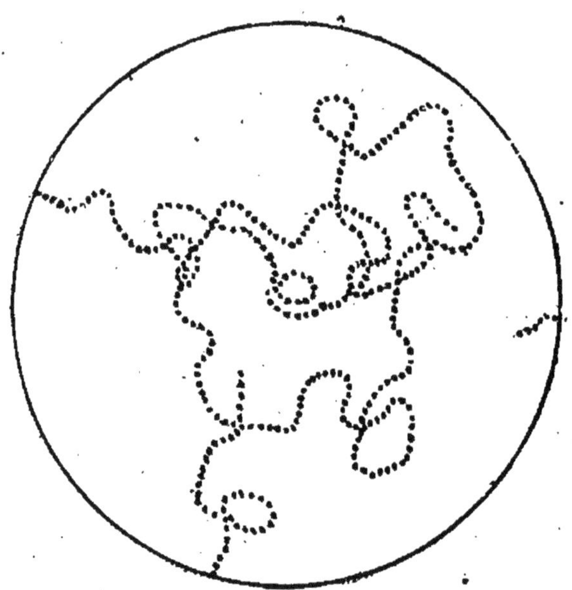

Fig. 9. — Streptococcus longus, formes très longues.

Ici, comme pour toute infection, il faut tenir compte de certaines causes favorisantes : toutes les déchéances organiques, l'albuminurie, le diabète, la misère physiologique préparent le terrain à la culture streptococcienne. Une fois ensemencé à l'état virulent, le streptocoque provoque cette *lésion du derme* qu'est l'érysipèle : d'abord localisée au corps des papilles, l'inflammation spécifique se propage secondairement du côté de l'épiderme, et en profondeur vers le tissu cellulaire sous-cutané, les capillaires lymphatiques correspondants (fig. 10).

Symptomes. — A *la face*, l'érysipèle débute brusquement; en quelques heures, la température atteint 40°, accompagnée du cortège ordinaire de la fièvre, frissons, céphalée, malaise général, nausées, vomissements.

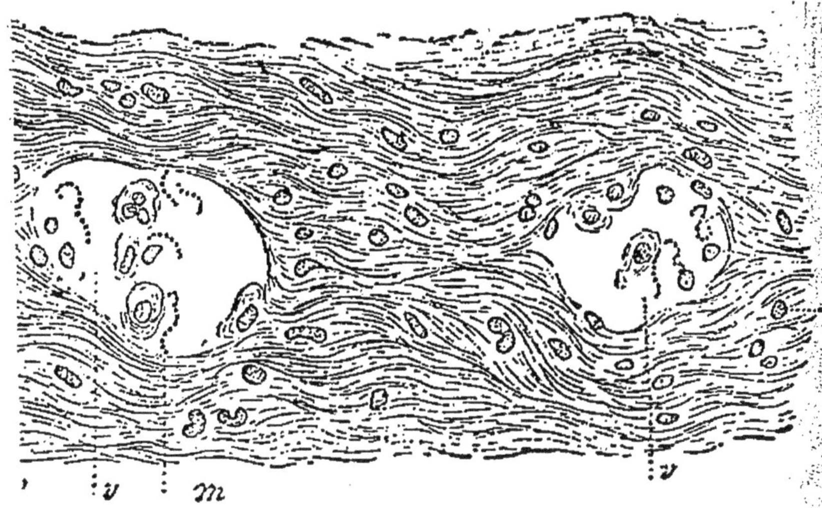

Fig. 10. — Coupe du derme dans l'érysipèle (d'après Cornil et Rauvier).

ov, section de deux vaisseaux lymphatiques contenant des globules blancs et des chaînettes. — *mm*, micrococci ; *t*, tissu conjonctif. — *o*, cellules de tissu conjonctif et cellules migratoires.

Les symptômes cardinaux de toute inflammation se montrent bientôt : rougeur, gonflement commencent sur une aile du nez pour s'étendre symétriquement aux deux côtés de la face; la peau envahie est rouge, chaude et douloureuse au toucher ; un bourrelet dessine quelquefois le contour du placard érysipélateux.

Sur le cuir chevelu, l'apparition d'un œdème douloureux suffit pour affirmer la propagation de la maladie. Des phlyctènes peuvent apparaître au centre des plaques ; les ganglions sous-maxillaires sont toujours tuméfiés. La fièvre persiste, avec des rémissions matinales. Au 10e jour, la défervescence se fait, accompagnée parfois de sueurs critiques.

L'état général du sujet, les extensions anormales de la plaque, la suppuration, le caractère gangreneux, créent autant de variétés de cette affection. Des complications peuvent naître de la propagation à la muqueuse du pharynx et à celle des voies respiratoires. Plus rares sont les inflammations des organes internes, péricardite, endocardite, pleurésie, néphrite.

Ce tableau de l'érysipèle de la face se reproduit dans les érysipèles qui surviennent à la surface de toute plaie, traumatique ou opératoire..

§ 8. — *Septicémie gazeuse.*

C'est la plus redoutable des complications septiques des plaies, après le tétanos.

Étiologie. — Due à la pénétration dans les espaces conjonctifs d'un microbe anaérobie, le *vibrion septique,* elle est caractérisée par la production de gaz au sein de tissus encore vivants, par la décomposition putride de ces tissus, et par une intoxication de l'organisme.

L'agent de la septicémie gazeuse se montre sous la forme d'un bacille, quelquefois filamenteux, sporulé ou non. Inoculable aux animaux, il reproduit chez eux les mêmes lésions. Des recherches récentes de E. Frœnkel, il semblerait résulter que la septicémie gazeuse peut être produite par plusieurs variétés de bacilles anaérobies, dont l'une (Chauveau) est identique au vibrion septique de Pasteur. Comme le bacille de la septicémie gazeuse se trouve assez répandu dans le sol, les plaies anfractueuses, souillées de terre, seront presque seules le point de départ de cette redoutable complication.

Les fractures ouvertes réalisent les conditions les plus favorables au développement du microbe : plaie cutanée de petite dimension ayant subi le contact du sol, issue des fragments osseux qui ont pu s'imprégner de terre, difficulté de nettoyer complètement le foyer.

Symptomes. — Le premier signe *local* est la *douleur*, vive et spontanée, constrictive : le blessé demande à être débarrassé de son appareil. Bientôt la plaie devient, ainsi que les régions voisines, le siège d'un œdème énorme; un liquide brun sale, mêlé de bulles gazeuses s'écoule de la blessure. Le membre prend une teinte bronzée, des phlyctènes putrides se développent, on perçoit une crépitation gazeuse qui s'étend à la racine du membre.

Les signes *généraux* sont des plus graves : anxiété du blessé, facies terreux, pouls petit, fièvre ou hypothermie.

La marche est aiguë ou prolongée, mais il n'est pas d'exemple de guérison spontanée.

§ 9. — *Pourriture d'hôpital ou gangrène d'hôpital.*

Complication locale des plaies, due à un parasite encore inconnu, la pourriture est caractérisée par la formation d'exsudats membraneux et de ramollissements gangréneux se produisant dans les couches superficielles des plaies et des cicatrices. Elle est également connue sous le nom de *diphtérie des plaies*.

Depuis la chirurgie antiseptique, on ne la rencontre plus dans les services hospitaliers.

CHAPITRE III

MALADIES INFECTIEUSES

Article Ier. — Charbon.

Il existe deux sortes de charbon : le *charbon bactérien* ou *symptomatique* et le *charbon bactéridien.*

Charbon bactérien. — L'infection, qui se fait sans doute par les voies respiratoires, est caractérisée par des tuméfactions crépitantes, emphysémateuses des muscles, avec accompagnement de phénomènes généraux plus ou moins graves.

Charbon bactéridien. — C'est en 1850 que commença l'étude scientifique du charbon. A cette époque, Rayer et Davaine découvrirent la bactéridie charbonneuse. Davaine, poursuivant ses recherches, affirme que les filaments, trouvés par lui dans le sang des animaux charbonneux, sont bien la cause de la maladie ; il reconnaît les propriétés virulentes du sang desséché, montre le rôle des mouches dans la contagion. Koch, en 1876, découvre un fait capital : la bactéridie est susceptible de produire des spores en dehors de l'organisme ; ces spores présentent des propriétés remarquables de résistance aux agents destructeurs, à la chaleur, aux antiseptiques. Puis viennent les travaux de Pasteur, Chamberland, Roux, qui réalisent la prophylaxie du charbon.

La bactéridie charbonneuse présente trois aspects différents :

a. Sur les milieux artificiels (gélatine, gélose,

etc.) elle offre l'aspect de *longs filaments*, divisés par des espaces clairs en segments réguliers.

b. Sur ces mêmes milieux, la bactéridie donne naissance à *des spores*, au moment où le milieu de culture commence à s'appauvrir en substances nutritives et quand l'oxygène lui est fourni abondamment à une température de 35°.

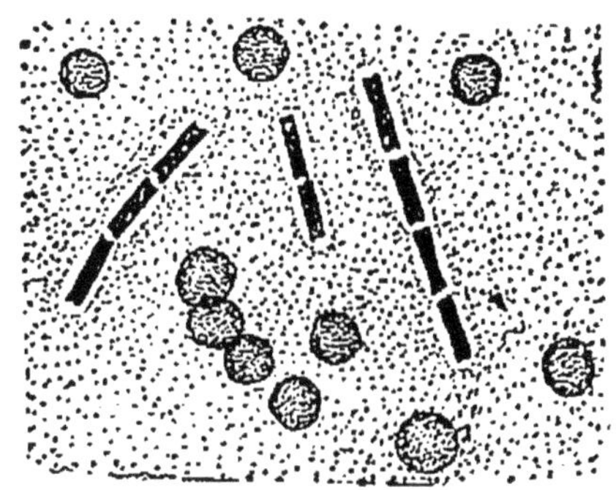

Fig. 11. — Sang de cobaye mort du charbon (d'après Macé).

c. Dans le sang et les organes d'animaux charbonneux, la bactéridie se rencontre exclusivement sous la forme de *bâtonnets*, de 5 µ de longueur, parfois articulés les uns au bout des autres (fig. 11 et 12). Or, tandis qu'une température de 50° tue les formes végétatives au bout de 15 minutes, les formes sporulées résistent à 100° et il faut atteindre 120° pour les tuer.

Le charbon a été observé dans tous les pays. Commun surtout chez le mouton (*sang de rate*), il atteint aussi les bovidés et les chevaux.

La *transmission aux animaux* se fait, ainsi que Pasteur l'a démontré, par la terre qu'infectent les cadavres des animaux charbonneux, enfouis à une trop faible profondeur.

De plus, les vers de terre peuvent ramener à la surface du sol les spores charbonneuses, puisées par eux sur le cadavre. Alors, les animaux, en broutant les plantes, s'inoculent les spores charbonneuses, à la faveur d'une excoriation de leurs premières voies digestives. Ainsi s'explique maintenant cette renommée mystérieuse des *champs maudits* de certaines régions.

Symptomes. — Le charbon des animaux se manifeste surtout par les phénomènes généraux de la *fièvre charbonneuse*. Le début est brusque et la marche des accidents très rapide ; hématuries, hémorragies nasales, œdèmes diffus sont loin d'être constants. A la mort, le sang est noir, poisseux ; la rate est énorme, infiltrée de sang, d'où l'ancien nom de *sang de rate*, donné au charbon. Les ganglions

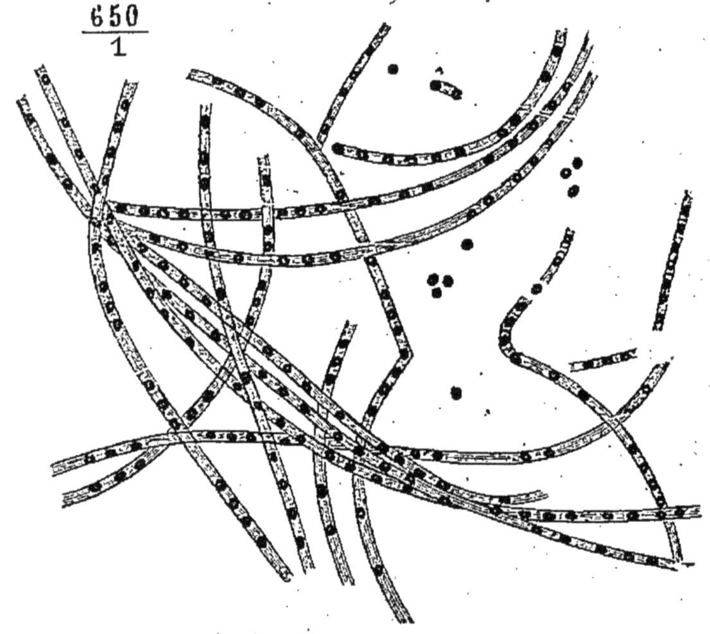

Fig. 12. — Bacillus anthracis, tel qu'il se présente dans les cultures, longs filaments, formation des spores. Grossissement 650 diam. (d'après Macé).

sont toujours tuméfiés dans la région par laquelle s'est faite l'infection. Les bacilles sont en nombre considérable dans le sang, le foie, la rate, etc. Quand on donne le charbon à des animaux de laboratoire, souris, lapins, cobayes, par inoculation sous-cutanée, on observe, après 12 heures, de l'œdème au point d'inoculation ; la température s'élève et la mort survient du deuxième au troisième jour.

On a réussi (Pasteur, Toussaint), à *atténuer* la bactéridie charbonneuse, en soumettant à 55° le liquide des cultures. Inoculés avec ce *virus atténué*, les animaux jouissent d'une immunité remarquable contre le charbon ; si, en effet, on leur injecte, deux semaines plus tard, du virus charbonneux *non atténué*, ils le supportent, sans présenter aucun phénomène morbide. Tel est le principe de la méthode prophylactique employée aujourd'hui par les éleveurs, et grâce à laquelle ils parviennent à réduire, dans des proportions énormes, la mortalité due au charbon.

La *transmission du charbon à l'homme* se fait le plus souvent, d'une façon indirecte, par les mouches, les crins, les peaux d'animaux charbonneux. Chez l'homme, le charbon revêt 3 formes : l'*œdème malin*, assez rare, le *charbon interne*, exceptionnel, et la *pustule maligne*.

Pustule maligne. — Cette dernière, la plus commune, est caractérisée par une vésicule, qui se développe au point d'inoculation. La peau, à ce niveau, devient noirâtre, d'où le nom de « charbon » donné à la maladie; en même temps, une aréole inflammatoire, couverte souvent de vésico-pustules secondaires, se développe autour de l'escarre centrale.

Après un temps variable éclatent les symptômes généraux : fièvre, petitesse du pouls, adynamie progressive jusqu'à la mort, presque inévitable.

En agissant de bonne heure, par des cautérisations énergiques, dépassant en étendue et en profondeur les limites de la pustule maligne, on peut quelquefois enrayer la maladie et s'opposer à l'infection générale.

Les mesures prophylactiques doivent être prises énergiquement : on sait que l'enfouissement des animaux charbonneux n'est pas suffisant : la destruction par le feu est nécessaire. De même aussi, il faut désinfecter par la chaleur les laines suspectes, dont le triage est dangereux.

Article II. — Tuberculose.

Trois grands noms dominent l'histoire de la tuberculose : Laënnec, Villemin, Koch. Quelle que soit la forme que la tuberculose affecte, corps isolés ou masse infiltrée, elle est toujours caractérisée par l'unique et même lésion, *le tubercule* (Laënnec).

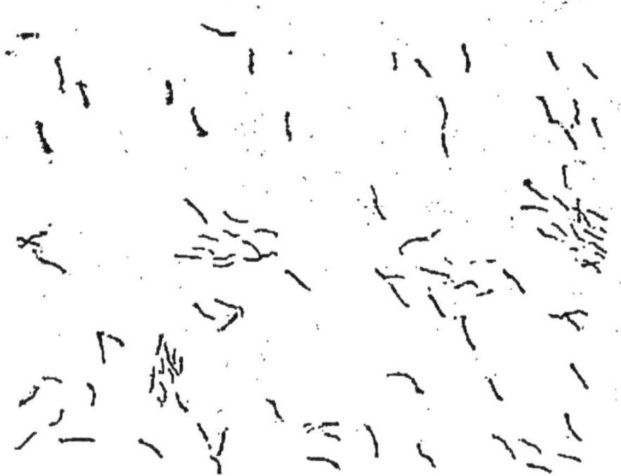

Fig. 13. — Bacilles tuberculeux dans un crachat.

La tuberculose est une *affection spécifique*. Elle est *contagieuse*, transmissible par inoculation d'animal à animal, en série indéfinie (Villemin). D'où la conclusion que la cause de la tuberculose doit résider dans un agent inoculable, dans un virus animé. La sanction irréfutable de la grande idée de Villemin devait être donnée par la découverte de Koch qui réussit à colorer, dans toutes les localisations tuberculeuses, un *microbe spécifique*, sut le cultiver et, en inoculant ses cultures, reproduisit chez les animaux une tuberculose identique à celle que détermine l'inoculation de produits tuberculeux naturels.

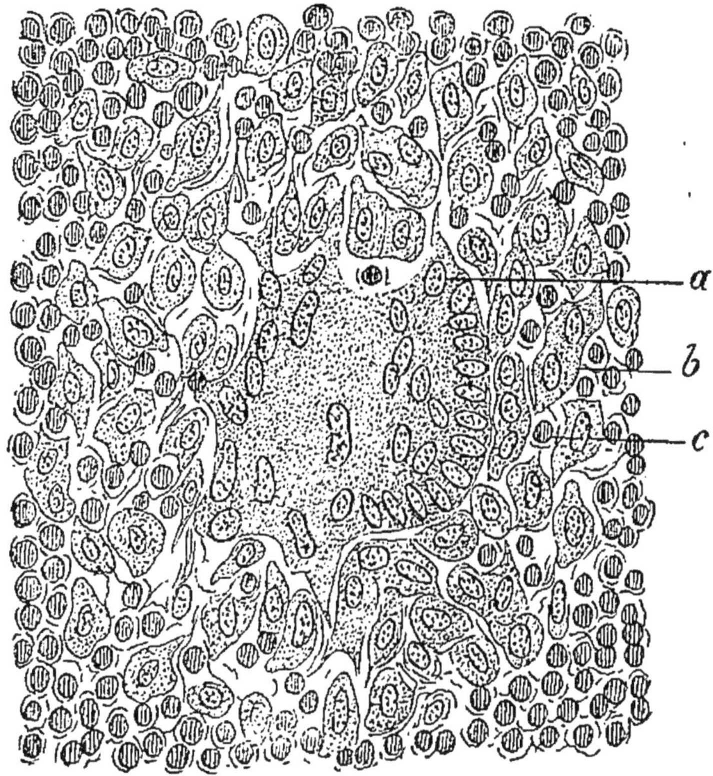

Fig. 14. — Follicule tuberculeux. — *a*, cellule géante ; *b*, cellule épithélioïde ; *c*, cellule embryonnaire.

Causes. — La tuberculose est la maladie la plus fréquente de toutes; on la rencontre dans tous les pays, mais elle prédomine là où règne une agglomération d'un grand nombre d'habitants. De nombreuses causes prédisposent à la maladie, l'alimentation insuffisante, les passions tristes, les excès de toute sorte, en un mot la misère physiologique. De même que l'hérédité, ces causes préparent le terrain. Le microbe de la tuberculose est très répandu autour de nous, précisément en vertu de la grande fréquence de cette maladie; les crachats tuberculeux qui souillent le sol se dessèchent et se mélangent aux poussières de l'air; les bacilles de Koch peuvent donc facilement pénétrer dans les voies respiratoires et s'ils rencontrent un organisme affaibli, ils se développent en produisant la *granulation tuberculeuse*. C'est un petit nodule (fig. 13 et 14) de volume variable, grisâtre, dont le centre tend à se ramollir;

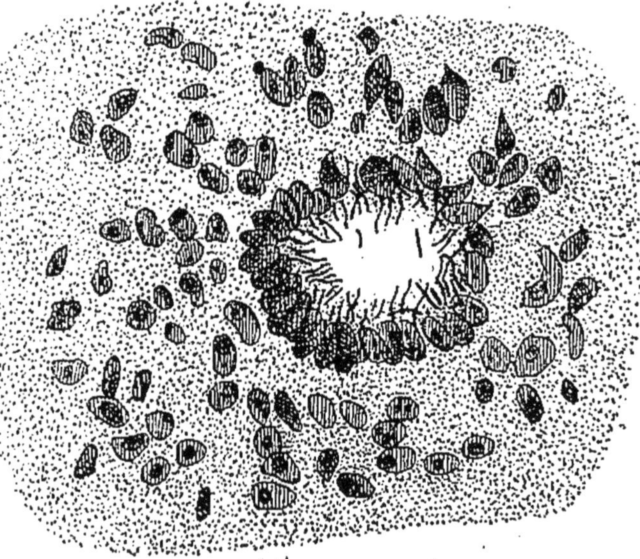

Fig. 15. — Cellule géante de tubercule chez l'homme ; nombreux bacilles.

en se réunissant entre elles, les granulations forment *les tubercules*, qui peuvent atteindre la grosseur d'une noix (fig. 15). Dans l'édification de la granulation tuberculeuse interviennent presque exclusivement les leucocytes, si bien qu'on a pu dire que le tubercule est composé d'une réunion de cellules mobiles (phagocytes) qui affluent vers les endroits où se trouvent les bacilles, et les englobent. Ce qu'il faut savoir encore c'est que le tubercule possède une double tendance évolutive suivant que les cellules actives qui le forment sont plus résistantes que le microbe ou non. Si le tubercule évolue vers la *sclérose*, c'est alors que le tubercule guérira, par les seules forces de l'organisme; s'il marche vers la *caséification*, c'est que les microbes auront triomphé des premières résistances leucocytaires.

Localisations principales de la tuberculose. — L'organe le plus fréquemment atteint est le *poumon*, l'infection par inhalation étant aisément réalisable. Dans ces conditions, c'est au sommet de l'organe que se développent les premiers tubercules. Suivant leur évolution, ils se cicatrisent, ou évoluent vers le ramollissement; dans ce dernier cas, les bacilles font irruption ailleurs, par voie lymphatique en général.

Dans les ganglions bronchiques, surtout chez les enfants, dans la plèvre, sur la muqueuse du larynx ils donnent naissance à de nouvelles localisations de la maladie. La phtisie pulmonaire marque non seulement le début le plus fréquent de la tuberculose, mais aussi la terminaison la plus habituelle des autres formes de la maladie.

La *peau* est une autre voie de pénétration du bacille de Koch ; les tubercules y prennent le nom de *lupus*, et de *tubercule anatomique*, lésions évoluant toujours lentement, et sans grand retentissement sur l'état général.

Du côté des *voies digestives*, il faut citer la tuberculose du péritoine (péritonite tuberculeuse), des ganglions mésentériques (carreau), des amygdales, de la langue.

Les localisations sur les *méninges* (méningite tuberculeuse) et sur l'*encéphale* (tubercules cérébraux) sont aussi des plus fréquentes.

Parmi les *tuberculoses chirurgicales*, il faut citer

leur développement sur l'appareil génito-urinaire, les tuberculoses des os et des articulations (tumeurs blanches), les adénites tuberculeuses.

Les symptômes de ces différentes localisations ne sauraient se ressembler; toutes, cependant, présentent, tôt ou tard certains signes généraux communs : l'*amaigrissement*, s'accompagnant d'une sensation de faiblesse générale, est un des symptômes du début. Le tuberculeux a toujours une élévation thermique de quelques dixièmes de degrés ; cette fièvre au début survient dans l'après-midi, elle prend plus tard les caractères de la fièvre *hectique*. Les *sueurs nocturnes* apparaissent surtout quand l'appareil pulmonaire est le siège de lésions avancées.

L'évolution est toujours lente dans les formes *chroniques* des tuberculoses ; mais toute localisation de la maladie peut s'accélérer sous l'influence d'une poussée aiguë.

La *tuberculose aiguë*, qui peut aussi envahir d'emblée l'organisme, est essentiellement une maladie à surprises, revêtant les aspects les plus divers, celui d'un typhus, d'une grippe, d'une maladie de cœur, etc... Le plus souvent il se forme des granulations tuberculeuses dans presque tous les organes; cette forme se termine par la mort en cinq semaines environ.

Article III. — Syphilis.

Définition. — La syphilis, appelée encore communément *vérole*, est une maladie générale, *héréditaire* ou *acquise*, virulente, contagieuse, de durée fort longue, et conférant l'immunité vis-à-vis d'une nouvelle infection similaire.

Comme la syphilis est grave, au point de vue de l'individu qu'elle frappe, et qu'elle poursuit héréditairement dans sa postérité, on peut dire qu'elle intéresse la famille et l'espèce ; « tuberculose, alcoolisme et syphilis sont les trois grands fléaux des sociétés modernes ».

La syphilis pénètre dans l'organisme humain de 4 façons différentes, que nous traduirons par des exemples :

1° Un homme sain a des rapports avec une femme affectée d'accidents contagieux de syphilis et prend d'elle la maladie.

Un instrument de chirurgie, ayant servi dans une bouche atteinte de lésions syphilitiques virulentes, transmet la maladie dans la bouche d'un individu non syphilitique.

Les innombrables exemples analogues réalisent la *syphilis acquise* ;

2° Un couple syphilitique engendre un enfant qui naîtra entaché de syphilis (*syphilis héréditaire*) ;

3° Un père syphilitique peut, sans infecter la mère, procréer un enfant syphilitique qui contaminera sa mère, pendant la vie fœtale, à travers le placenta (*syphilis conceptionnelle*) ;

4° Un couple sain engendre un enfant sain ; si, au cours de la grossesse, la mère contracte la syphilis, elle transmettra la maladie au fœtus (*syphilis post-conceptionnelle*.)

§ 1er. — *Syphilis acquise.*

Étiologie. — L'étude de la syphilis ne commence que dans les dernières années du XVe siècle, car s'il est certain que les affections vénériennes étaient fréquentes dans l'antiquité et le moyen âge, il est plus que douteux que la vraie syphilis ait apparu en Europe avant 1493, époque où les Portugais et les

Espagnols découvraient chaque jour de nouvelles terres, d'où ils ont pu rapporter aussi quelque nouvelle maladie.

Pendant les guerres de Charles VIII en Italie, la syphilis, se développant dans un milieu neuf, se propagea avec rapidité parmi les troupes, en donnant naissance à des épidémies très graves.

C'est aux travaux de Ricord qu'est due la séparation définitive de la syphilis et de la blennorragie, auparavant confondues ; Bassereau, à son tour, établit l'indépendance du *chancre mou*, qu'il sépara du chancre syphilitique.

La bactériologie a consacré ces remarquables travaux, en découvrant le microbe de la blennorragie et celui du chancre mou ; seul, l'agent virulent de la syphilis est encore inconnu, et l'*immunité des animaux pour le virus syphilitique* est un obstacle considérable à l'étude expérimentale de cette maladie.

L'étude clinique d'une part, les inoculations pratiquées par des médecins sur des individus ou sur eux-mêmes, d'autre part, nous ont appris ceci : le virus syphilitique existe dans la sérosité de toutes les lésions de la syphilis, sauf peut-être dans celles de la période tertiaire. Le *sang* des syphilitiques est contagieux et c'est probablement à lui que sont dus les cas de *syphilis vaccinale* ; le *lait*, la *salive*, même en l'absence de lésions de la bouche, doivent être suspectés ; il en est de même du *pus*.

Une porte d'entrée, si petite soit-elle, est toujours nécessaire pour la pénétration du virus dans l'organisme (écorchure, petite plaie, herpès, etc...).

L'*origine vénérienne* est de beaucoup la plus fréquente, en raison de la fragilité des muqueuses de ces régions. La syphilis est vénérienne pour les 9/10 des cas. Mais pour un nombre assez considérable de cas (10 pour 100) la syphilis est due à des *cau-*

ses étrangères au commerce sexuel (baisers, morsures, toucher vaginal); souvent dans ce cas, il s'agit d'une *transmission indirecte* par des objets imprégnés du virus syphilitique : rasoir, brosses, abaisse-langue, *instruments des dentistes*, lancette, objets de toilette, biberons, instruments de table, éponges. Il faut rappeler aussi les inoculations par les pipes, les instruments de musique, les sièges des Water-Closet.

Quel que soit le mode de contagion, un des caractères les plus remarquables de l'évolution de la syphilis est d'offrir des *périodes d'activité* et des *périodes latentes*, qui ne permettent pas de prévoir la marche de l'affection.

1. Il y a toujours une *incubation*, ou laps de temps plus ou moins long entre le moment de la contagion et le premier accident.

2. Celui-ci, le *chancre syphilitique*, apparaît *toujours* au point où s'est faite la contagion; c'est toujours par lui que débute la maladie, quel qu'ait été l'accident de contamination (chancre ou lésion secondaire).

3. *Deuxième incubation* de 40 jours environ, à la suite de laquelle éclatent des accidents témoignant de la généralisation de la syphilis; c'est la *période secondaire*.

4. Nouvelle *période latente*, puis apparition des accidents de la *période tertiaire*.

5. Fournier ajoute à la description de Ricord un certain nombre d'affections que l'on observe surtout chez d'anciens syphilitiques; ce sont les *affections parasyphilitiques*.

Période primaire. — Elle est caractérisée par deux accidents qui se succèdent à échéance assez brève : le *chancre induré* et l'*adénopathie primaire*.

I. **Chancre induré.** — Lésion bien *circonscrite*, de

la grandeur d'une pièce de 20 à 50 centimes, *arrondie,* à surface *érosive,* plate, à fond lisse, gris ou rougeâtre, sécrétant une sérosité louche, reposant sur une *base indurée,* — toujours aprurigineuse et *indolente,* solitaire, apparue environ *20 jours après la contamination,* — tels sont les caractères généraux de *l'accident primitif* de la vérole.

Faisons remarquer que pendant l'incubation, constante, rien n'annonce l'infection de l'organisme par le virus syphilitique, ni au point de vue général, ni au point de vue local. Dans les cas d'inoculation expérimentale pratiquée sur l'homme, l'apparition du chancre, épiée jour par jour, ne s'est jamais révélée avant une vingtaine de jours, au cours desquels la santé était parfaite; l'érosion inoculatrice elle-même avait depuis longtemps disparu.

Donc, la syphilis, dès la contagion, a créé l'infection du territoire lymphatique de la région inoculatrice, et le chancre n'est que la première expression locale de cette infection. Le chancre syphilitique peut se développer partout, mais, chez l'homme comme chez la femme, il a deux foyers principaux :

1. *Un foyer génital* (9/10 des cas).
2. *Un foyer buccal* (1/10 des cas).

Comme type de *chancre des muqueuses,* nous décrirons les variétés que l'on observe à la bouche; ensuite nous dirons quelques mots du *chancre syphilitique de la peau.*

1° **Chancre des muqueuses.** — Les diverses parties de la bouche sont inégalement atteintes; les lèvres sont privilégiées, puis viennent la langue, les amygdales, les gencives, le palais et le voile palatin.

Lèvres (fig. 16). — L'érosion ordinaire peut être remplacée par une véritable ulcération (*type ulcéreux*), ou dissimulée sous une croûte adhérente (*type croûteux*).

D'autres fois la lésion est plus ou moins proéminente (*type papulo-hypertrophique*) et dans ce cas pourrait être confondue avec un épithélioma ; l'éclosion des accidents secondaires tranchera le diagnostic.

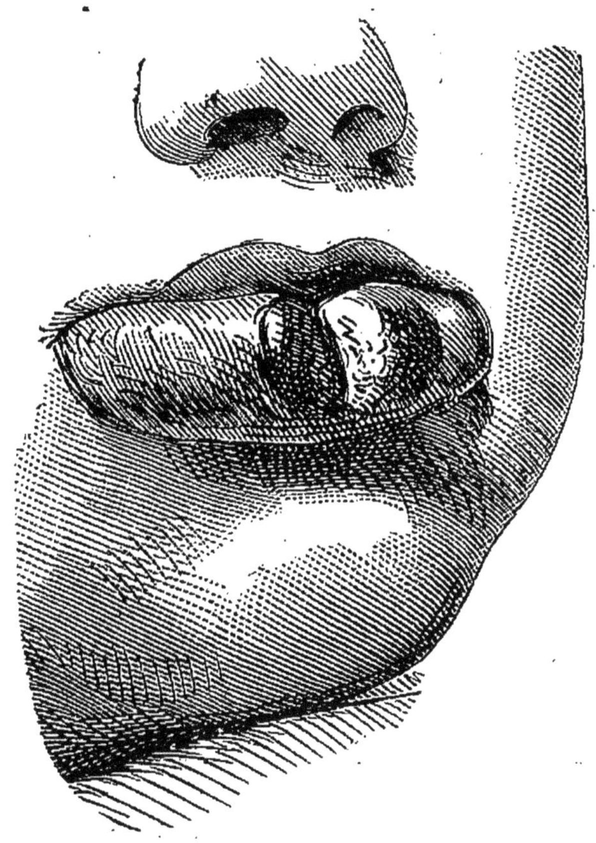

FIG. 16 — Chancre syphilitique fissuraire de la lèvre inférieure (d'après un moule du professeur A. Fournier).

Langue. — De même qu'aux lèvres, le chancre affecte en général la forme commune *érosive* ; mais parfois la muqueuse présente une *ulcération cupuliforme*, à base très indurée. Cette dernière forme simule très bien la *glossite dentaire ulcéreuse* et inversement, ou encore un *ulcère tuberculeux*.

Le critérium sera, dans ce dernier cas surtout, l'explosion secondaire.

On a aussi mentionné deux formes très rares de chancre lingual : *le type scléreux*, dans lequel le segment antérieur de la langue est transformé en un bloc dur (diagnostic avec l'épithélioma) et le *type fissuraire*, logé dans un repli de la muqueuse.

Amygdales. — Le chancre syphilitique s'y présente sous des aspects très variés simulant la diphtérie (*forme angineuse diphtéroïde*), l'épithélioma et la gangrène du pharynx (*forme angineuse avec gangrène*).

Qu'il s'agisse d'une *érosion sans rougeur*, d'une *ulcération étendue*, ou d'une *amygdalite*, on ne laissera pas inaperçu le chancre en se basant sur trois caractères : *l'unilatéralité, la dureté de l'amygdale, l'adénopathie.*

Gencives. — Très rare, le chancre s'y développe au collet des dents et à la face externe de la gencive ; il s'agit toujours du *type érosif* vulgaire, compliqué ou non de *périostite alvéolo-dentaire.*

Palais. — Le palais et les autres parties de la muqueuse buccale et pharyngienne sont exceptionnellement le siège de l'accident primitif ; il y affecte le caractère érosif.

2° **Chancre de la peau.** — Il revêt deux types principaux :

Dans la *forme ecthymateuse*, l'érosion est masquée par une croûte mince, inégale, peu adhérente (fig. 17).

Dans la *forme papuleuse*, il n'y a pas d'érosion ; le chancre est représenté par une papule indurée plus ou moins squameuse. Quand l'accident se développe à l'union d'une muqueuse et de la peau (ex : chancre *cutanéo-muqueux* des lèvres), il revêt un aspect mixte, muqueux du côté de la muqueuse, ecthymateux ou papuleux du côté de la peau. Les variétés du chancre *cutanéo-muqueux* sont innombrables; celles qui rappellent *l'herpès* sont des plus trompeuses.

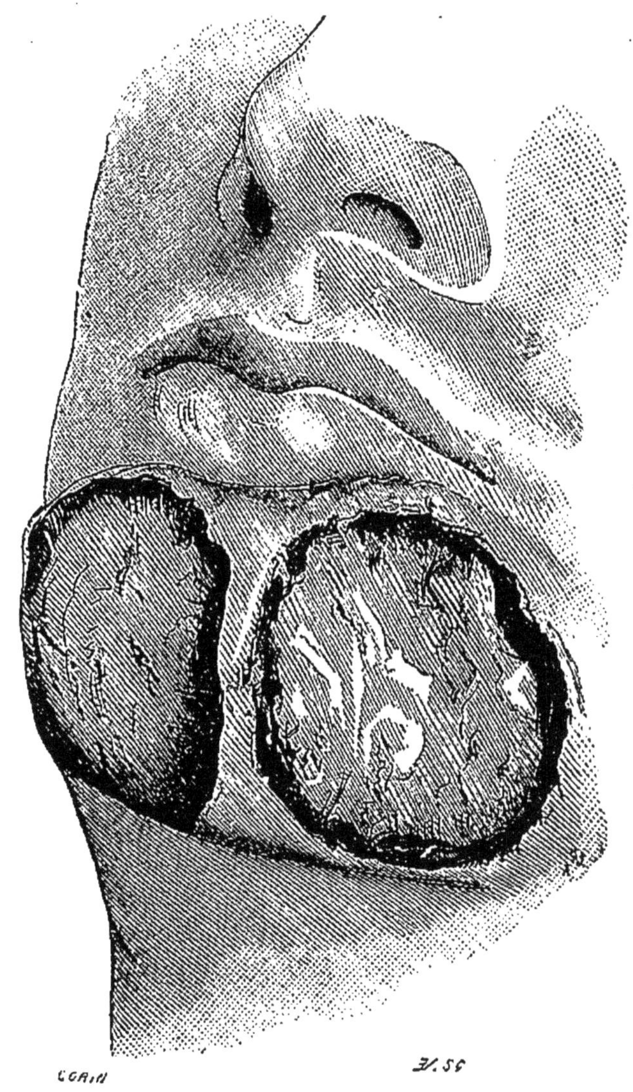

Fig. 17. — Deux chancres syphilitiques indurés du menton (d'après un moulage déposé au musée de l'hôpital Saint-Louis).

Durée du chancre. — L'accident primitif dure de *un à trois mois*, en laissant, dans un tiers des cas, une cicatrice indélébile. — Cette évolution peut être retardée par des *complications*, dont les principales sont : l'*herpès*, l'*œdème*, l'*inflammation* (sécrétion purulente), le *phagédénisme* ; ce dernier, s'exerçant

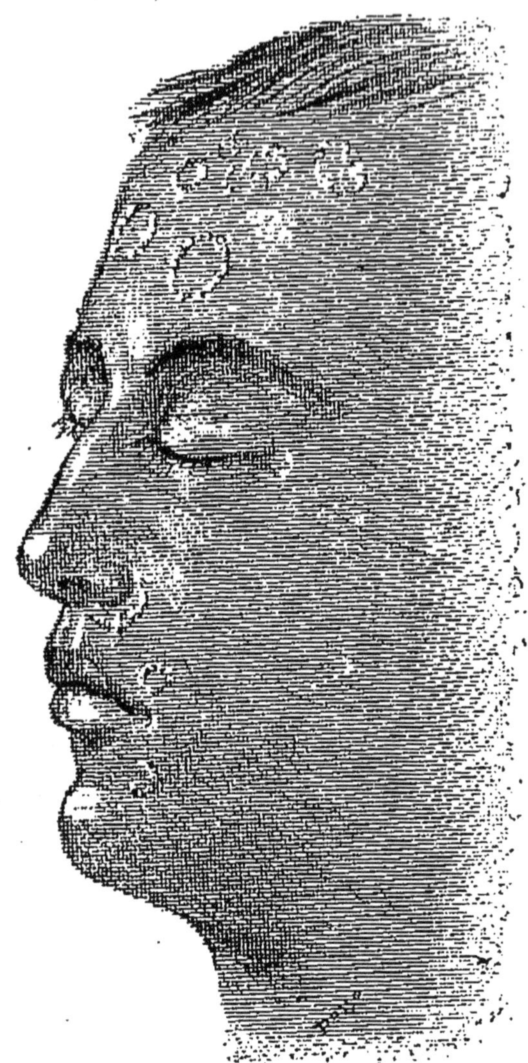

Fig. 18. — Syphilide herpétiforme (d'après un moule de la collection P. Horteloup).

tantôt en surface (*phagédénisme serpigineux*), tantôt en profondeur (*phagédénisme térébrant*), défigure la lésion en détruisant l'induration, et en créant un *ulcère*, dont la réparation est souvent incomplète *(phagédénisme du chancre de la lèvre)*.

Diagnostic du chancre. — Il comprend deux points :

1° *Trouver le chancre*, car il peut être masqué *par son siège* (anus, urètre, col utérin), ou *par ses complications* (herpès, œdème, phagédénisme).

2° *Ne pas le confondre* avec :

a. Le chancre mou ;

b. L'herpès (fig. 18) ;

c. L'épithélioma ;

d. Toute autre érosion indurée, surtout quand elle siège aux organes génitaux, ou dans la bouche.

Pour éviter cette confusion on s'appuiera sur les éléments suivants :

1° L'*incubation* ;

2° *Les caractères cliniques du chancre* ;

3° *L'inoculation* (le chancre mou est inoculable au porteur, le chancre syphilitique ne l'est pas) ;

4° *La confrontation* : étant donnée une lésion réputée chancre syphilitique, examiner le sujet qui l'a transmise et conclure de la maladie découverte sur lui à celle communiquée ;

5° *Les caractères de l'adénopathie primaire.*

II. Adénopathie primaire. — L'infection de l'organisme est réalisée avant l'apparition du chancre, ainsi que le démontrent les excisions du chancre pratiquées dès son apparition, excisions qui n'ont *jamais* empêché la syphilis de suivre son cours. Comme premier signe de cette infection à distance, apparait, 12 jours environ après le chancre, l'*adénopathie primaire*. C'est la réaction des ganglions où aboutissent les lymphatiques de la région du chancre (pli de l'aine pour les chancres génitaux, ganglions sous-maxillaires pour ceux des lèvres, sus-hyoïdiens pour ceux de la langue). Ces ganglions ont les caractères suivants : ils sont *peu volumineux, indolents, durs, multiples*.

L'adénopathie primaire est *constante* ; le bubon syphilitique, bien différent en cela du bubon du chancre mou, douloureux et phlegmasique, ne suppure que dans des cas extrêmement rares.

Donc le chancre et la *pléiade* ganglionnaire ne sont que les premiers foyers d'une infection déjà accomplie et qui bientôt va se traduire par des symptômes généraux analogues à ceux des autres maladies infectieuses, en premier lieu par les lésions de la période secondaire.

Période secondaire. — Elle commence, en moyenne au cours de la *septième semaine* qui suit le *début* du chancre. A partir de ce moment, la syphilis va se présenter comme une infection de tout l'organisme, comme une *maladie constitutionnelle*.

D'abord, l'état général s'altère ; il n'est pas rare d'observer de la *fièvre*, le malade se plaint de la perte de ses forces, maigrit et *s'anémie* ; il y a de *l'insomnie* ; d'autres fois, tout se borne à un état de *dépression physique et morale* (neurasthénie spécifique).

On peut diviser les lésions secondaires en trois groupes :

1. *Les accidents cutanéo-muqueux et phanériens.*

2. *Les lésions de l'appareil lymphatique.*

3. *Les troubles nerveux.*

Les troubles de l'appareil locomoteur.

I. Accidents cutanés, muqueux et phanériens. — **1° Syphilides cutanées.** — *Éruptions de la peau superficielles, aprurigineuses, indolentes, aphlegmasiques, polymorphes, justiciables du mercure*, telle est leur définition générale.

Les principales *variétés* des syphilides cutanées

sont : la *roséole*, *les syphilides papuleuses*, *les syphilides pustuleuses*, *les syphilides pigmentaires*.

a. La *roséole* inaugure les éruptions secondaires ; elle débute par les flancs, puis envahit le tronc, le dos et la racine des membres ; ce sont des taches de la dimension d'une lentille à celle d'une pièce de 50 centimes, roses, puis vineuses, enfin fauves, quelquefois assez pâles pour passer inaperçues.

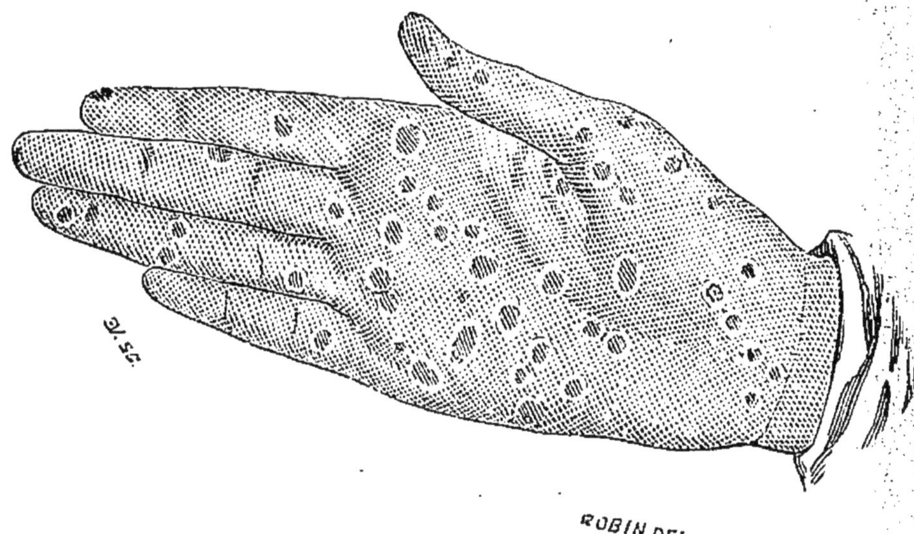

Fig. 19. — Éruption papuleuse de la face antérieure de la main (d'après un moule du Musée de l'hôpital Saint-Louis).

b. *Les syphilides papuleuses* consistent en papules de teinte cuivrée, suintantes là où la peau est fine et exposée à la sueur (*plaques muqueuses cutanées*) ou bien recouvertes de squames sèches là où l'épiderme est épais, comme aux mains (*psoriasis palmaire*), fig. 19.

c. *Les syphilides pustuleuses* se voient au cuir chevelu ; les éléments croûteux rappellent l'impétigo.

d. *Les syphilides pigmentaires* se rencontrent seulement chez la femme, au cou, sur lequel elles forment des marbrures bistrées, disposées en réseaux.

2° **Syphilides muqueuses.** — Elles forment le groupe le plus important à cause de leur *fréquence,* leur *récidivité,* leur *dissémination,* leur *contagiosité.* Leurs localisations peuvent se faire sur toutes les muqueuses, mais on les rencontre principalement sur les muqueuses *génitales* et *buccales.*

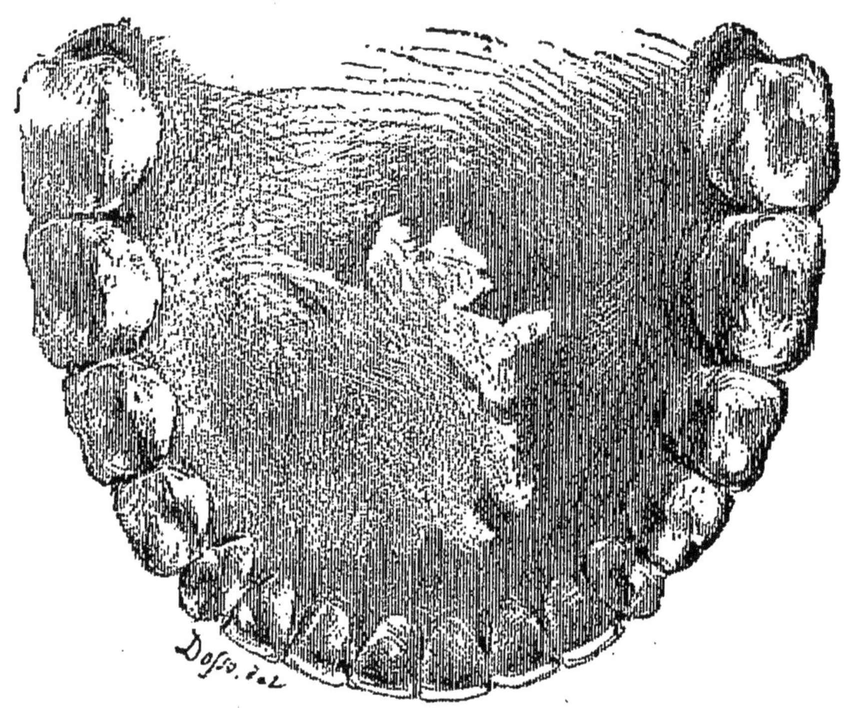

Fig. 20. — Syphilides érosives de la muqueuse palatine.

Les syphilides muqueuses, improprement nommées *plaques muqueuses,* forment quatre types : *érosif, papulo-érosif, papulo-hypertrophique, ulcéreux.*

a. Les syphilides muqueuses érosives (fig. 20), sont fréquentes aux lèvres, sous l'aspect de petites érosions purpurines ou opalines ; on peut les confondre avec *l'herpès*. On les rencontre souvent sur les bords et à la pointe de la langue, sur les amygdales.

b. Les syphilides papulo-érosives se présentent sous la forme de petites pastilles lisses, rosées, humides; on les observe aux lèvres, sur le dos de la langue (fig. 21).

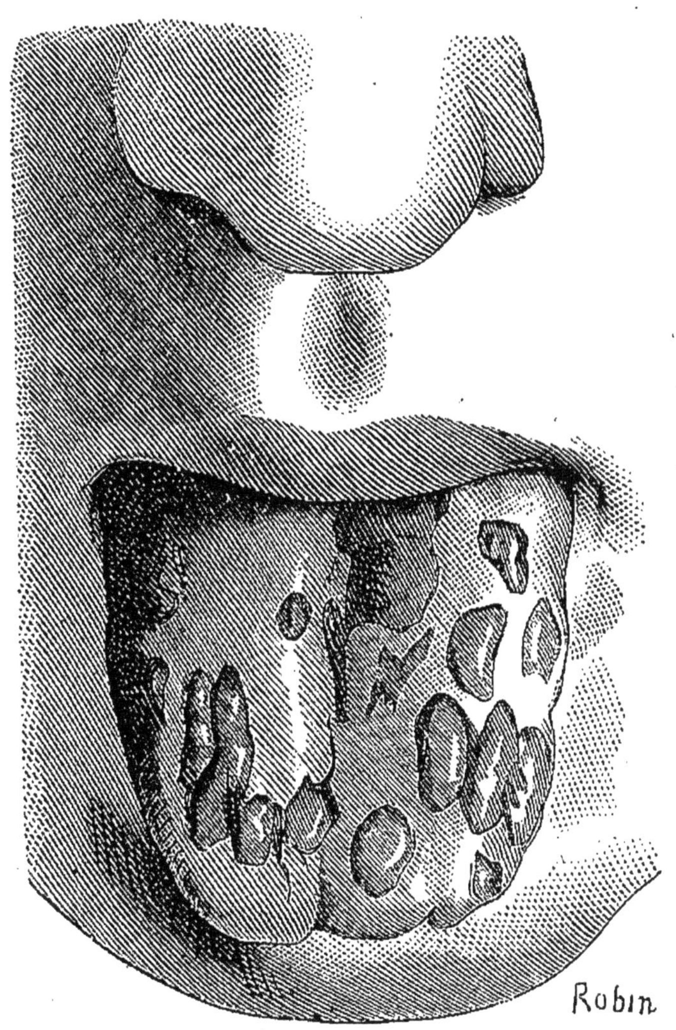

Fig. 21. — Plaques syphilitiques de la langue (d'après un moule de la collection P. Horteloup).

c. Les syphilides papulo-hypertrophiques, formées d'énormes papules, séparées par des sillons, sécrètent un liquide fétide. On les rencontre aux organes génitaux; et elles sont favorisées par l'absence de tout soin hygiénique, de même que les *s. ulcéreuses*.

3° **Syphilides phanériennes.** — Elles comprennent :

a. L'*alopécie* : les cheveux tombent, suivant des raies disséminées (*alopécie en clairières*) ; la barbe, les cils, les sourcils se raréfient. La repousse des cheveux est la règle.

b. Les altérations des ongles consistant dans la friabilité et le décollement, ou même une inflammation périunguéale (*onyxis et périonyxis s.*).

II. **Lésions de l'appareil lymphatique.** — Elles comprennent l'*adénopathie secondaire* (ganglions du cou, des aines, des aisselles, épitrochléens), durant des mois, et constituant un *symptôme révélateur permanent*, et l'*hypertrophie secondaire des amygdales*.

III. **Troubles nerveux.** — Ils consistent en *céphalées*, surtout nocturnes, en *névralgies diverses*.

IV. **Troubles de l'appareil locomoteur.** — Ils occupent surtout le tibia, certains muscles, le genou, et affectent quelquefois une forme rhumatoïde.

Dès la seconde moitié de la première année de la syphilis, on voit se produire des modifications qui indiquent une transformation graduelle du virus : la maladie devient latente, mais vers la troisième année peuvent éclater les accidents de la

Période tertiaire. — 1. Du côté de la *peau*, on peut observer des éruptions variées, dont les principales sont : les *syphilides tuberculeuses sèches ou ulcérées, les syphilides pustulo-crustacées*. Elles ont pour caractère général de constituer des lésions saillantes, circonscrites, généralement cerclées, tenaces et guérissant toujours par l'iodure de potassium.

2. *Les gommes* (fig. 22) peuvent se développer dans tous les tissus, surtout dans la peau, le tissu cellulaire, *la langue* (fig. 23), les muscles (fig. 24), *le voile du palais* ; ce sont des tumeurs indolentes,

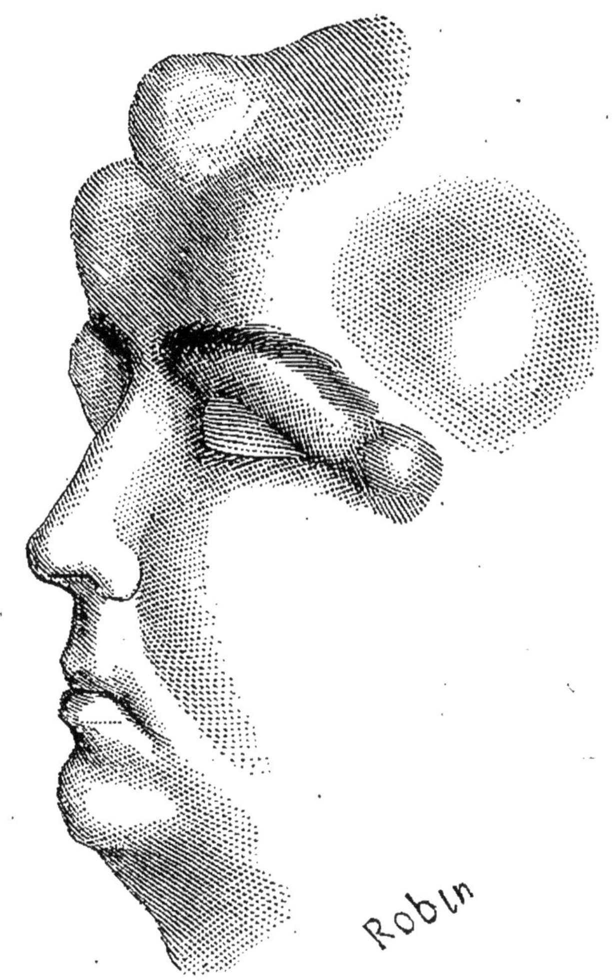

Fig. 22. — Gommes du crâne et de la face (musée de l'hôpital Saint-Louis).

qui s'enflamment, puis s'ulcèrent. Leur cicatrisation réussit toujours par un traitement ioduré, ce qui aide, dans les cas embarrassants, à les distinguer d'autres ulcérations (épithélioma, tuberculose).

Lorsque les gommes se développent dans les *centres nerveux*, elles déterminent des paralysies, des convulsions.

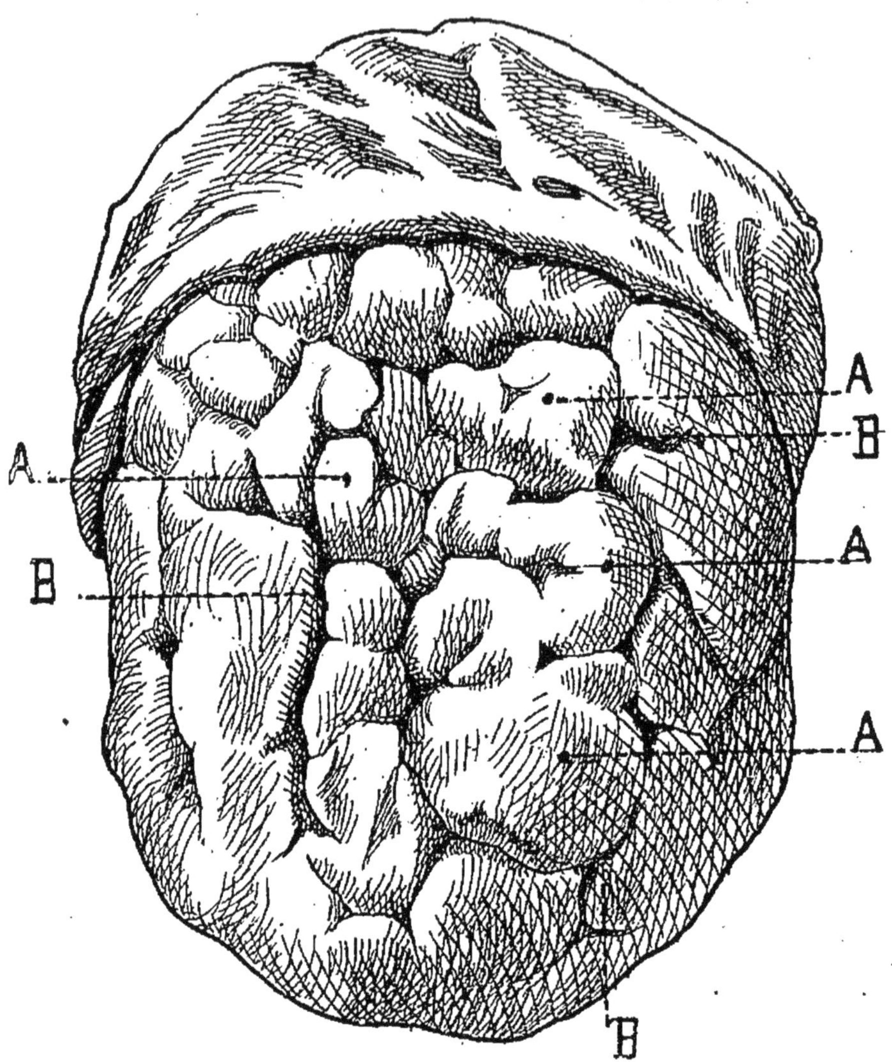

Fig. 23. — Glossite scléreuse profonde. A, mamelons; B, sillons (musée de l'hôpital Saint-Louis).

3. La syphilis tertiaire des *artères* donne naissance à des lésions, variant avec l'organe atteint (syphilis cérébrale, anévrysmes de l'aorte, aortites).

4. Enfin, Fournier rattache à la syphilis certaines maladies de l'encéphale et de la moelle épinière, en particulier le *tabes* et la *paralysie générale*, l'observation clinique ayant souvent constaté la syphilis dans les antécédents des sujets atteints de ces affections, dites *parasyphilitiques*.

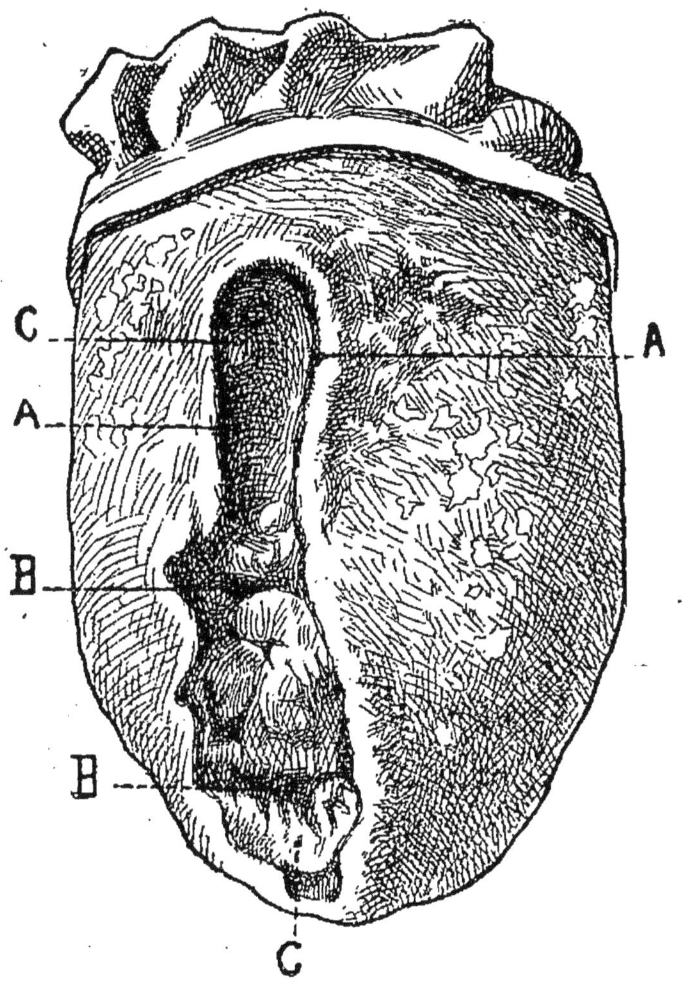

Fig. 24. — Gomme musculaire. A, bords coupés à pic ; B, fond raviné ; C, escarres bourbillonneuses (musée de l'hôpital Saint-Louis).

Les accidents tertiaires aboutissent quelquefois à

un état cachectique; les malades maigrissent, les fonctions digestives sont troublées et la mort arrive dans le marasme.

PRONOSTIC. — Ce qui aggrave le *pronostic* de la syphilis, c'est qu'on n'est jamais certain d'être débarrassé de tout accident. Les causes d'aggravation de la maladie sont nombreuses : la virulence du microbe, d'un côté, de l'autre l'affaiblissement de l'organisme par divers facteurs, alcoolisme, tuberculose, impaludisme, excès de tout genre.

§ 2. — *Syphilis héréditaire.*

La syphilis héréditaire peut se manifester de trois manières :

1° Avant la naissance, c'est la *syphilis fœtale*, qui cause un très grand nombre d'avortements et de cas de mort du fœtus;

2° Quelques semaines ou quelques mois après la naissance, c'est la *syphilis du nouveau-né*;

3° Latente pendant les premières années, la syphilis peut se déclarer au bout de 3, 5, 10 ans, etc.; c'est la *syphilis héréditaire tardive*.

Syphilis héréditaire précoce. — Ses lésions sont de trois ordres principaux :

a. Les éruptions cutanées et muqueuses comprennent le *pemphigus* des mains et des pieds, et les *syphilides polymorphes*; ces dernières consistent surtout en *papules érosives* siégeant aux cuisses, derrière l'oreille, en *fissures* autour de la bouche, en *coryza*.

b. Les lésions osseuses comprennent la *pseudo-paralysie syphilitique de Parrot*, due à un décollement des diaphyses des os.

c. Les altérations viscérales consistent en *diarrhées*, cédant au mercure, en *hypertrophies* du *foie*, de la *rate*, du *testicule*.

La syphilis héréditaire précoce tue souvent les enfants dans les six premiers mois; la mort devient rare après la première année. Elle laisse parfois des *stigmates* de la plus haute valeur au point de vue du diagnostic rétrospectif.

Syphilis héréditaire tardive. — La syphilis héréditaire peut se manifester pour la première fois plusieurs années après la naissance ; mais il est plus fréquent de la voir apparaître chez des sujets ayant jadis présenté des manifestations d'hérédo-syphilis précoce.

SYMPTOMES. — C'est de 10 à 20 ans que les accidents s'observent le plus souvent, les uns très importants (*signes cardinaux*), les autres moins faciles à interpréter (*signes accessoires*).

Signes cardinaux. — Ils comprennent :

a. Les lésions osseuses. — Elles frappent :

1° *Le nez* (effondrement de la partie osseuse, nez en lorgnette ; lésions consécutives à un coryza chronique).

2° *Le crâne* (hydrocéphalie, exostoses symétriques des pariétaux, etc.)

3° *Le tibia* (exostoses, incurvation, fig. 25).

b. La triade d'Hutchinson. — Elle comprend :

1° *Une kératite interstitielle diffuse*, bilatérale, aboutissant à l'opacification de la cornée et à la cécité.

2° *Une surdité*, à marche rapide.

3° *Des altérations dentaires* : Retard de plusieurs mois dans l'apparition et l'évolution des premières dents : *microdontisme, amorphisme, vulnérabilité*, même pour les dents de la première dentition ; érosions de la surface (dents à cupules, à étages), ou du bord libre (crénelures, abrasion). L'*échancrure 1/2 lunaire* des incisives se forme par cassure, usure (1).

Signes accessoires. — Sur la *peau* et les

(1) Voy. Frey, *Pathologie des dents* in *Manuel du chirurgien-dentiste.*

muqueuses, on peut observer des *gommes* (de la

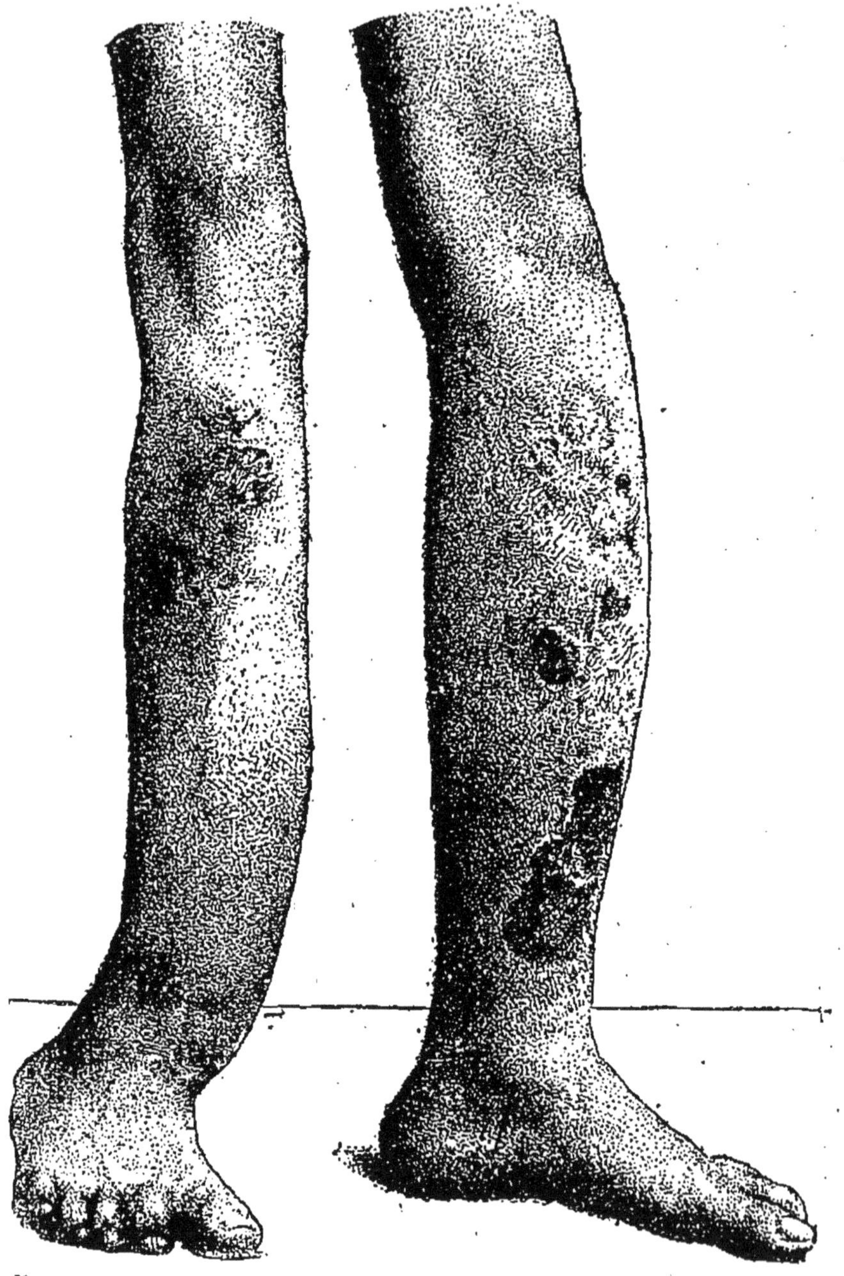

Fig. 25. — Incurvation pseudo-rachitique du tibia. Tibia en lame de sabre (A. Fournier).

face, de la jambe), simulant un lupus. Les *exostoses*

sont fréquentes aux os longs ; on a noté aussi des *hydarthroses* indolentes, symétriques, un état particulier de *déchéance intellectuelle*, des *céphalées* opiniâtres.

Affections parasyphilitiques héréditaires. — De même que la syphilis acquise, la syphilis héréditaire crée de redoutables prédispositions morbides: le *rachitisme*, si fréquent chez les hérédo-syphilitiques, que Parrot l'avait rattaché à la syphilis; la *tuberculose*, l'*épilepsie*.

Traitement. — Pour toute syphilis, deux médicaments spécifiques, le *mercure* et l'*iode*; les succès thérapeutiques sont obtenus par la méthode de Fournier, consistant en un *traitement chronique et intermittent* de la maladie.

Article IV. — Fièvres éruptives.

§ 1er. — *Généralités.*

On a l'habitude de réserver, dans la grande classe des maladies infectieuses, une place à part pour le groupe des fièvres éruptives, *rougeole*, *rubéole*, *scarlatine, variole, varicelle*. Elles ont pour caractères communs leur nature contagieuse, spécifique, et leur épidémicité. Deux éruptions contemporaines se remarquent dans chacune d'elles : *exanthème*, sur la peau, *énanthème* sur les muqueuses. La fièvre y offre une évolution cyclique. Les fièvres éruptives se reproduisent toujours sous la même forme; on ne les voit jamais se transformer l'une dans l'autre, mais seulement chacune d'elles peut présenter des variétés, les unes bénignes, les autres malignes.

La nature microbienne des fièvres éruptives ne saurait faire aucun doute. Toutefois l'agent pathogène de chacune est encore inconnu.

Leur contagiosité est démontrée par des exemples surabondants : tantôt elle s'opère *directement*, tantôt *indirectement*. La contagion directe est certaine pour des maladies, telles que la variole dont le virus semble pénétrer par le tégument externe ; pour les autres fièvres éruptives, rougeole, scarlatine, la porte d'entrée doit être une muqueuse respiratoire ou digestive et l'inoculation peut se faire par les poussières de l'air, chargées des agents pathogènes de ces maladies.

Le professeur Grancher considère le mode indirect de contagion comme le plus fréquent : ce sont les vêtements, les mouchoirs, les livres qui sont le substratum ordinaire du contage, si répandu dans le mucus bronchique desséché, dans les crachats, etc. Il ne semble pas qu'il existe d'âge plus prédisposé qu'un autre à prendre une fièvre éruptive. Leur plus grande fréquence dans le *jeune âge* s'explique aisément : les nourrissons n'ont pas de contact avec les autres enfants, et les adultes sont immunisés pour avoir déjà été atteints. Lorsqu'une épidémie éclate au milieu d'une population que n'a encore touché aucune fièvre éruptive, tous les âges sont atteints indistinctement.

L'*incubation*, ou période qui s'écoule entre la contagion et l'apparition des premiers phénomènes, est variable : dans la scarlatine, elle est de 5 jours en moyenne, dans la varicelle, de 17. L'incubation est probablement fixe pour chaque fièvre éruptive ; les différences que l'on constate dans les auteurs tiennent à la difficulté de préciser le jour de la contagion et celui de l'apparition des premiers signes.

On ne saurait faire un exposé d'ensemble des symptômes de toutes les fièvres éruptives.

L'éruption varie pour chacune d'elles, par son début, son siège, ses caractères objectifs, sa desquamation. Même irrégularité pour les symptômes généraux, le caractère de malignité ne peut être prévu, il n'a de rapports ni avec l'éruption, ni avec la rapidité d'évolution de l'énanthème. Les fièvres éruptives doivent leur malignité à deux ordres de causes : la forme *hémorragique* et la forme *nerveuse* ; dans ce dernier cas, l'état général du malade est tantôt ataxique, tantôt adynamique; enfin il est des épidémies où l'on a décrit des formes foudroyantes.

Les *complications* des fièvres éruptives reconnaissent trois origines :

1° Le contage rencontre un terrain spécial dont l'état morbide constitue une complication (alcoolisme, infections antérieures, lésions d'un organe).

2° Coexistence d'une autre maladie (autre fièvre éruptive, diphtérie, coqueluche).

3° Infection secondaire (suppurations, septicémies, broncho-pneumonie).

Quelques complications sont spéciales à telle fièvre éruptive : à la scarlatine appartiennent l'angine, les néphrites, les inflammations adéno-lymphatiques et séreuses, toutes lésions qui traduisent une infection générale; la rougeole est fréquemment aggravée par les inflammations broncho-pulmonaires; chez les varioleux, les congestions viscérales, les suppurations, les dégénérescences musculaires sont loin d'être rares.

Les fièvres éruptives ont des suites éloignées, tardives quelquefois. Elles prédisposent aux lésions viscérales, par les produits toxiques et leurs microbes. Les néphrites, les myocardites, les hépatites, les diverses scléroses peuvent être favorisées par une fièvre éruptive antérieure. L'*appareil dentaire* peut être touché par ces maladies; les dents, privées de leurs éléments minéraux, sont prédisposées à la carie.

§ 2. — *Fièvre typhoïde.*

Définition. — Le bacille typhique introduit dans l'organisme produit une maladie générale qu'on appelle fièvre typhoïde.

Causes. — La fièvre typhoïde est épidémique, contagieuse. L'agent qui propage ainsi la maladie est un germe pathogène spécial : le bacille typhique ou bacille d'Eberth (nom du savant qui lui a attribué ses véritables caractères). Ce bacille est introduit dans l'organisme par diverses voies, mais la voie digestive est de beaucoup la plus fréquente.

L'eau est alors le principal véhicule du virus ; aussi voit-on la maladie se disséminer dans une ville lorsqu'on distribue aux habitants une eau contaminée par des matières contenant le bacille d'Eberth. C'est ce qui arrive à Paris lorsqu'on donne à boire aux habitants de l'eau de Seine si souvent souillée par les eaux d'égout. Dans les campagnes, l'eau des puits est souvent une cause de dissémination de la fièvre typhoïde, parce que les fosses d'aisances sont souvent en communication avec ces réservoirs par l'intermédiaire de fissures.

Les germes ainsi introduits sont quelquefois neutralisés par le suc acide de l'estomac, mais souvent aussi ils franchissent cet organe et vont se greffer sur la muqueuse intestinale où ils pullulent facilement. Ils créent là des lésions des organes lymphoïdes, follicules clos isolés ou follicules agminés (plaques de Peyer).

La muqueuse d'abord congestionnée s'ulcère et les bacilles peuvent pénétrer dans le système lymphatique, dans les ganglions et jusque dans la rate. Mais les accidents de la fièvre typhoïde sont bien plutôt causés par les poisons, sécrétés par les bacilles qui pullulent à la surface de l'intestin, et résorbés ensuite au niveau des ulcérations. Une autre condition essentielle de la production de la fièvre typhoïde est un terrain favorable. Certains organismes résistent, d'autres sont facilement la proie du bacille. C'est ainsi que les jeunes gens sont bien plus exposés que les personnes âgées, que les nouveaux venus dans une contrée où règne la fièvre typhoïde sont bien plus rapidement pris que les sujets acclimatés, que les surmenés sont atteints de préférence aux gens vigoureux.

SYMPTOMES. — Après l'absorption du germe contagieux une période silencieuse ou d'*incubation* précède l'éclosion de la maladie. Cette période qui peut n'être que de deux ou trois jours est le plus souvent de huit à quinze jours, quelquefois un mois.

Dans une seconde période ou période prodromique, les malades se plaignent de lassitude, de vertiges, d'inappétence, de douleurs musculaires, d'insomnie, d'épistaxis.

Le début est ainsi régulièrement progressif, la brusquerie d'invasion est rare.

Anormalement la maladie peut débuter par une pneumonie lobaire, plus souvent par des troubles digestifs, une angine.

La fièvre est le signe caractéristique.

Elle est continue avec exaspérations vespérales, elle atteint son apogée entre le sixième et le huitième jour.

Pendant le premier septenaire, les symptômes du début s'accusent, la céphalalgie est opiniâtre, violente, l'insomnie est complète, les malades étant assis ont des bourdonnements d'oreille, des vertiges accentués, ils saignent fréquemment du nez. La langue est pâteuse, la diarrhée s'installe, la prostration s'accuse. L'auscultation révèle des râles bronchiques sibilants.

La rate est grosse.

La période d'état comprend le second et le troisième septenaire, elle est caractérisée par l'aggravation des symptômes précédents et par l'apparition de nouveaux signes.

Au début de cette période, apparaissent les taches rosées lenticulaires, sur le ventre et les flancs ; ce sont des taches papuleuses s'effaçant sous la pression du doigt. Cette éruption discrète ou confluente dure deux ou trois semaines.

Tous les symptômes s'accroissent, excepté la céphalalgie. Il existe une surdité légère, un délire plus ou moins agité surtout la nuit. Le regard est vague, il y a de la somnolence, la langue est sèche, tremblotante, des mucosités sèches tapissent les lèvres ainsi que les dents et la paroi de la bouche.

Il y a le plus souvent des selles liquides fréquentes, fétides, jaunes. On y constate du 15e au 20e jour des bacilles typhiques.

En raison de cette diarrhée on perçoit un gargouillement dans la fosse iliaque droite qui est aussi légèrement douloureuse.

L'accumulation des gaz et la parésie intestinale produisent le météorisme.

Les râles bronchiques sont plus nombreux.

Le *pouls* est mou, dicrote.

Les *urines* sont rares, foncées, souvent albumineuses.

La rate est volumineuse.

La température du soir atteint et dépasse 40°.

Les rémissions matinales sont faibles.

La *période de déclin* survient du 15e au 30e jour. Elle est caractérisée par des modifications de l'état général et des rémissions de la température qui va en décroissant. La physionomie du malade devient meilleure, l'intelligence renaît, la peau est moins sèche, l'urine est plus abondante.

BIBLIOTHÈQUE NATI

Il y a de grandes irrégularités de la courbe thermique ; le malade entre alors en convalescence.

Cette phase est quelquefois très simple mais toujours très prolongée. Elle est caractérisée par le retour à la température normale, avec une modification du visage qui devient gai et expressif. L'appétit renaît et devient même excessif, ce qui constitue un danger sérieux, si on ne résiste pas aux désirs du malade. La convalescence peut être troublée par des accidents : vomissements, diarrhée chronique, perte de la mémoire, suppurations diverses, tuberculose.

A ces diverses périodes la maladie peut être aggravée par diverses complications qui peuvent entraîner la mort.

Au début elles sont peu graves. Ce sont des angines, des épistaxis abondantes, la pneumonie quelquefois fort grave.

Pendant la période d'état peuvent survenir des vomissements, phénomènes rares, plus souvent de la péritonite inégalement grave.

La péritonite par propagation guérit le plus souvent. La péritonite par perforation intestinale est au contraire presque fatalement mortelle. Elle est annoncée par une douleur brusque, intense, la chute de la température, le refroidissement des extrémités, un pouls petit, le facies grippé, le ventre ballonné, la mort survient rapidement.

L'hémorragie intestinale, plus ou moins abondante, est fréquente, elle est grave, mais quelquefois favorable (Trousseau).

Les accidents laryngés (érosions, ulcérations, œdèmes, nécroses) sont très fréquents.

Les pneumonies, broncho-pneumonies, la gangrène pulmonaire sont toujours graves à cette période.

La pleurésie est rare, la pleurésie purulente plus fréquente.

Les accidents nerveux sont la règle.

Ils sont d'autant plus intenses que les malades ont des tares nerveuses antérieures. C'est un délire plus ou moins violent, des accès maniaques, etc.

La néphrite est commune et toujours grave.

Pendant la convalescence, les complications sont nombreuses. Outre celles que nous avons déjà signalées, il faut citer les complications hépatiques, l'ictère angiocholite et cholécystite, des troubles nerveux liés à l'anémie cérébrale, tels que lypémanie, de l'aphasie qui disparaissent avec un régime tonique ; des phénomènes plus graves tels que la sclérose en plaques peuvent se montrer. Il faut noter des suppurations des organes des sens (œil, oreille), les troubles cardiaques si importants qui peuvent amener la mort subite (par myocardite le plus souvent), les dégénérescences musculaires, des suppurations des os et des articulations, des inflammations du testicule, de l'ovaire (orchite, ovarite), des gangrènes plus ou moins étendues.

Tel est en quelques mots l'exposé de cette redoutable maladie, qu'il faut tâcher de prévenir en distribuant partout de l'eau pure.

CHAPITRE IV

MALADIES NON INFECTIEUSES.

ARTICLE Ier. — RHUMATISME.

Les affections dites « rhumatismales » sont parmi celles qui ont le plus bénéficié des découvertes de la bactériologie. Autrefois les maladies les plus disparates étaient réunies sous le vocable général de *rhumatisme.*

1° **Rhumatismes secondaires.** — Tout d'abord sont venues se ranger dans le cadre des maladies infectieuses les *déterminations rhumatismales de l'érysipèle*, des *oreillons*, de la *diphtérie*, de la *scarlatine*, de la *variole*, de la *blennorragie* (Voy. *Arthrites* p. 103).

2° **Rhumatisme articulaire aigu** ou **polyarthrite rhumatismale.** — C'est une maladie infectieuse autonome, dont l'agent n'est pas encore suffisamment connu pour qu'on puisse affirmer son rôle pathogène (Voy. *Infections* p. 63).

3° **Arthropathies.** — Le neuro-pathologistes ont réclamé, d'autre part, pour les ranger parmi les maladies nerveuses, les *arthrites des hémiplégiques*, *celles des affections médullaires* (tabes, paralysie infantile), *celles de l'hystérie.* On désigne ces affections, qui sont des troubles trophiques, sous le nom général d'*arthropathies nerveuses* (Voy. *Hystérie* p. 215).

4° **Rhumatisme chronique.** — Il comprend tout un ensemble de manifestations articulaires, musculaires et tendineuses, tantôt générales, tantôt partielles.

Causes. — Ses origines sont obscures : on le rencontre, il est vrai, surtout dans la classe pauvre ; la misère physiologique est souvent relevée dans les observations, ce serait elle qui créerait la déchéance propice à la germination de la maladie, sévissant de préférence sur les femmes. Les sujets atteints de cette affection, ont habité longtemps des *endroits humides* ; certains auteurs ont conclu de là au rôle pathogène des moisissures qui s'attachent aux murailles et aux plafonds des habitations humides, proscrites déjà dans la loi de Moïse.

En rapprochant ces idées des analogies très-frappantes, qui existent entre le rhumatisme chronique et les affections nerveuses (symétrie, évolution ascendante et progressive des lésions), on a conçu une théorie pathogénique très séduisante, mais nullement démontrée, de cette maladie, on l'a considérée comme une trophonévrose de nature infectieuse. Il faut attendre des recherches confirmatives. Actuellement, on ne peut que tracer le tableau des troubles morbides.

Il s'agit d'une affection chronique dont l'invasion s'annonce souvent par des fourmillements et de l'engourdissement dans les extrémités qui vont être atteintes les premières, dans l'index, le médius des deux mains, quelquefois dans l'*articulation temporo-maxillaire*. Il n'y a pas de fièvre et la réaction locale est modérée. Cette polyarthrite des petites articulations métacarpo-phalangiennes et des phalanges entre elles est d'une ténacité désespérante; elle s'accompagne bientôt de douleurs musculaires, entraînant ainsi des réactions spasmodiques, des attitudes vicieuses.

On observe 2 types de *griffes* à la main: dans le premier, *type de flexion*, la phalange et la phalangette sont dans la flexion forcée et la phalangine est dans l'extension; les surfaces articulaires sont parfois luxées; dans le *type d'extension* (fig. 26), la phalangine seule est fléchie, tandis que la phalange et la phalangette sont dans l'extension.

Les extrémités osseuses, tuméfiées, se couvrent d'ostéophytes, d'où production des *nouures* (rhumatisme noueux).

La maladie se généralise, en progressant toujours symétriquement de l'extrémité à la racine des membres: poignets, coudes, épaule. Aux membres inférieurs, lésions analogues.

Les vertèbres cervicales peuvent être prises, le menton touche le sternum. Après une durée qui peut aller jusqu'à plus de 20 ans, traversés de crises douloureuses, de troubles trophiques variés, de

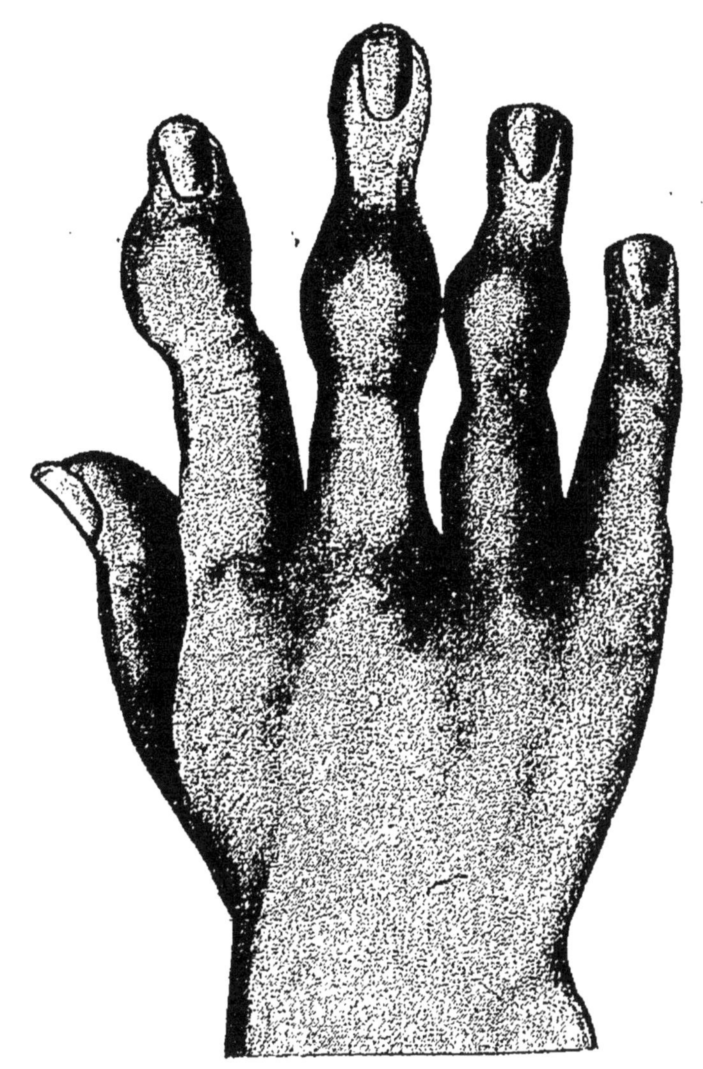

Fig. 26. — Goutte chronique représentant des déformations des doigts ayant certaines analogies avec celles du rhumatisme progressif (J. Teissier).

spasmes musculaires, l'état général aboutit à la cachexie, à l'albuminurie ou à la phtisie qui emportent le malade.

A côté des formes *généralisées*, il y a des *rhumatismes chroniques partiels*, affectant isolément une grande jointure, telle que la *hanche*, le *genou*.

Certains auteurs décrivent à part, comme relevant uniquement de la diathèse arthritique, certaines modalités rhumatismales chroniques : les uns affectent douloureusement les os longs (*rhumatisme ostéalgique*), les autres se traduisent par les *nodosités d'Héberden*, que l'on rencontre aux doigts surtout un peu au-dessus de leur extrémité, près de la jointure.

Enfin on a fait rentrer dans le rhumatisme arthritique, les *arthrites phalango-phalanginiennes* observées par Bouchard chez certains dyspeptiques, présentant une dilatation de l'estomac, et aussi le rhumatisme fibreux, dont le type le plus fréquent consiste dans la *rétraction de l'aponévrose palmaire*.

Article II. — Diathèses. — Arthritisme.

De tout temps les médecins ont été frappés de parentés existant entre certaines maladies et de la prédisposition qu'avaient des individus de même souche à contracter telles affections. L'interprétation qu'on a donnée de ces observations a varié avec les doctrines, mais si les théories peuvent passer, les faits observés demeurent. C'est à les décrire que nous nous attacherons.

Etant donné un *ensemble de modifications organiques ayant pour effet de diminuer la résistance de l'individu à certaines affections et d'imprimer à celles-ci une forme spéciale*, c'est à l'ensemble de ces troubles que l'on donne le nom de *diathèse*.

La diathèse est donc en quelque sorte la maladie

en puissance, ou plutôt la prédisposition de l'organisme à différentes manifestations morbides.

Si l'on consent à ne désigner par le terme *scrofule* que le terrain sur lequel évolue avec la plus grande facilité le microbe de la tuberculose (Voy. *Tuberculose*), il reste une seule diathèse, l'*arthritisme*; elle marque la prédisposition de l'organisme à des affections qui sont : les *diabètes*, la *goutte*, l'*obésité*, les *lithiases*. Lancereaux lui a donné le nom d'*herpétisme*; Bouchard celui de *diathèse bradytrophique*, car il la suppose causée par le *ralentissement de la nutrition*, d'où le nom de « maladies par ralentissement de la nutrition » donné par ce savant aux affections ci-dessus désignées.

Une tendance pathologique prédomine chez les arthritiques, c'est la tendance aux congestions, d'où le nom ancien de *diathèse congestive*. Dès la première enfance, elle se manifeste par des poussées eczémateuses qui surviennent, au moment de la première dentition, sur la face, la nuque, le cuir chevelu, autour des lèvres. Plus tard, on constate que les premières voies respiratoires sont sensibles au froid : coryzas fréquents, trachéo-bronchites, accès d'éternuement, accès d'asthme ; la radiation solaire agit comme le froid.

De bonne heure ces enfants présentent un développement exagéré du tissu graisseux.

La deuxième enfance est traversée par d'autres accidents fluxionnaires, tels que épistaxis, amygdalites.

Puis vient l'adolescence, pendant laquelle des fluxions se remarquent du côté du tégument externe ; l'acné juvénile, les métrorragies au moment de la formation des filles, des migraines et une rachialgie intense lors des règles.

L'arthritique adulte se reconnait à son embonpoint, son teint coloré; sa calvitie précoce; les muqueuses buccale et pharyngée sont constamment d'un rouge vif, les veines sub-linguales sont dilatées, la congestion de la face annonce une digestion troublée. De fait, si l'appétit est plutôt exagéré, la dyspepsie ne tarde pas à venir troubler les digestions: stase des aliments, fermentations acides, ballonnement du ventre, hyperchlorhydrie.

La constipation n'est pas rare, elle entretient des hémorroïdes, précoces dans leur apparition. Les arthritiques sont tourmentés quelquefois par des démangeaisons sans lésion cutanée, qui peuvent être générales. Des palpitations nerveuses et d'autres signes de nervosisme s'ajoutent au tableau.

On peut, en effet, considérer l'arthritisme comme formant un arbre, dont les principaux rameaux sont la goutte, certaines formes de migraine, de rhumatisme et des affections cutanées, etc.

De l'autre côté, on peut imaginer un arbre nerveux comprenant l'hystérie, la neurasthénie, l'épilepsie, toutes les catégories de vésanies à formes héréditaires ou autres, la paralysie générale, le tabes, etc.

Les deux arbres vivent en quelque sorte sur le même terrain; ils communiquent par les racines et ils ont des relations tellement intimes qu'on peut se demander quelquefois si ce n'est pas le même arbre (Charcot).

Dans l'étiologie des maladies nerveuses, il faut constamment en appeler à la souche *neuro-arthritique.*

L'important, en présence d'un arthritique, c'est de savoir que telle maladie infectieuse, tel traumatisme, si insignifiant soit-il, pourra être influencé par la diathèse: une tuberculose n'évolue pas sur l'arthritique comme sur le scrofuleux; une intoxication, telle que l'alcoolisme, par exemple, se traduira de préférence par la sclérose des organes chez l'arthritique ; tout cela prouve, une fois de plus, cette grande vérité, qu'il n'y a pas de maladies, mais seulement des malades.

L'arthritisme est héréditaire le plus souvent ; acquis, il semble être l'apanage des individus chez qui la sédentarité et le manque d'exercice physique créent un ralentissement des actes de la nutrition. Beaucoup plus fréquent dans les villes qu'à la campagne, l'arthritisme est la diathèse des professions libérales ; il est probable que certaines intoxications favorisent cet état ; le saturnisme, notamment, peut engendrer des complications goutteuses.

Article III. — Diabètes.

On désigne sous cette dénomination un groupe de maladies connexes dont le principal caractère est une augmentation de la quantité des urines.

Nous laisserons de côté le *diabète insipide* simple caractérisé par la seule polyurie sans présence de principes anormaux dans l'urine.

Le *diabète azoturique* caractérisé par la polyurie et un excès d'urée ne doit pas nous arrêter davantage.

Le *diabète sucré,* au contraire, si intéressant à connaître pour ceux qui s'occupent d'art dentaire, mérite au contraire toute notre attention.

Symptomes. — Il est caractérisé par des symptômes cardinaux : glycosurie, polyurie, polydipsie, polyphagie. Mais ces symptômes n'expriment que la maladie confirmée. Or le diabète se traduit au début par une série de signes d'ordre secondaire, que Lasègue appelait les signes révélateurs. Ce sont eux qu'il s'agit de dépister de bonne heure pour faire hâtivement le diagnostic du diabète.

Souvent le diabète est reconnu par un spécialiste dont l'attention est attirée par une lésion locale.

Ces signes sont du côté de la bouche : une gingivite expulsive, un état fongueux des gencives, une salive rare et épaisse. Les altérations de la langue sont assez typiques. Celle-ci est rouge, fendillée, brunâtre, les papilles sont hypertrophiées (langue pileuse). Entre les papilles s'intriguent des filaments de leptothrix et des amas de spores d'oïdium albicans. La salive est acide (acide lactique) surtout dans l'intervalle des repas. Cette acidité constante explique en partie le mauvais état des *gencives* qui sont ramollies, fongueuses, saignantes, des dents qui se carient, s'ébranlent et tombent par suite de la périostite, alvéolo-dentaire (gingivite expulsive). M. Magitot a particulièrement insisté sur l'ostéo-périostite alvéolaire produisant d'abord une simple déviation, puis l'ébranlement et la chute des dents. C'est un signe révélateur car il apparaît dès le début ; la chute des dents correspond à la phase avancée. Enfin peu de temps avant la terminaison fatale, les bords alvéolaires peuvent devenir le siège d'une résorption osseuse avec ou sans gangrène de la gencive.

Il était utile d'insister d'une façon toute particulière sur les signes révélateurs fournis par la bouche, le dentiste devant bien les connaître, s'il veut instituer un traitement efficace des altérations dentaires.

La *peau* fournit également des indices importants, il faut citer l'eczéma, le prurit vulvaire ou généralisé, des érythèmes, le psoriasis, le lichen, éruptions souvent symétriques, l'altération et la chute des ongles.

La furonculose, les anthrax mettent souvent sur la voie d'un diabète méconnu ; il en est de même de la balano-posthite récidivante, des névralgies bilatérales, de la diminution rapide de la puissance génitale, des troubles digestifs, de l'amaigrissement et de la diminution rapide des forces, en apparence inexplicables.

Une insomnie rebelle, une prostration morale excessive, des troubles oculaires, la cataracte surtout, sont susceptibles de la même observation.

L'attention ainsi éveillée porte le médecin à rechercher les symptômes cardinaux du diabète :

La *polydipsie,* la *polyurie,* la *glycosurie,* la *polyphagie.*

La soif est vive, impérieuse, excessive, les malades absorbent selon l'intensité de la maladie : 2, 4 litres, le plus souvent 6 à 8 litres de liquide, quelquefois de 20 à 25 litres.

La *polyurie* se manifeste par la fréquence des mictions, surtout la nuit ; la quantité des urines est très augmentée, variant de 2, 3, 4 litres jusqu'à 10 et 12 litres dans les cas graves.

La *glycosurie* est le véritable symptôme pathognomonique, mais encore faut-il pour caractériser le diabète, qu'elle soit abondante et constante surtout. La quantité de sucre est assez variable, depuis quelques grammes dans le petit diabète jusqu'à 300, 500 et même 1000 grammes dans les 24 heures.

L'urine est alors pâle, opalescente, d'odeur doucereuse et de saveur sucrée ; sa pesanteur spécifique est élevée, son acidité est très grande. En s'évaporant l'urine laisse des taches blanches sur les vêtements des malades.

Ces taches révèlent souvent un diabète ignoré.

L'examen chimique de cette urine permet de reconnaître la présence du sucre.

Sans vouloir entrer dans les détails de la technique des divers procédés employés, il est nécessaire cependant d'indiquer rapidement un moyen simple à la recherche du sucre.

On emploie le plus souvent les réactifs cupro-potassiques et en particulier la liqueur de Fehling. On met dans un tube à essai 3 à 4 centimètres de cette liqueur et on la porte à l'ébullition. Elle doit rester bleue et tout à fait limpide. On ajoute alors l'urine en laissant couler sur les parois du tube, afin qu'elle ne se mélange pas à la liqueur et la surnage ; on voit alors se former un disque, d'abord verdâtre, puis jaune orangé et rouge, coloration qui gagne rapidement les couches profondes de la liqueur. S'il y a peu de sucre dans l'urine, il faut chauffer le mélange jusqu'à ébullition.

Il y a quelques causes d'erreur à signaler.

L'albumine, souvent présente dans l'urine des diabétiques, empèche la réaction de s'opérer, elle fait passer la liqueur au violet. Il faut dans ces cas coaguler l'albumine par la chaleur et filtrer avant d'essayer la réaction par la liqueur de Fehling. La présence de l'acide urique en excès peut donner une réaction se rapprochant un peu de celle produite par le sucre. Il suffit de la traiter avant par le sous-acétate de plomb.

L'urée est en assez grande quantité dans l'urine des diabétiques.

La *polyphagie* forme le quatrième symptôme essentiel, elle est commandée par la déperdition que fait l'organisme en sucre, urée et sels.

Elle varie depuis une simple augmentation de l'appétit jusqu'à une boulimie qui fait dévorer à des diabétiques 10 à 15 kilogrammes de viande. La polyphagie peut faire défaut.

Le *diagnostic* est parfois difficile, en effet il est exceptionnel de toujours rencontrer nettement les symptômes réputés cardinaux : polyurie, glycosurie, polydipsie, polyphagie, c'est surtout dans les signes dits révélateurs et dans les complications qu'il faut chercher le diabète. Du reste il est une règle dont on ne devrait jamais se départir, c'est d'examiner les urines de tout malade au point de vue de la recherche du sucre et de l'albumine. Le sucre constaté il faut éliminer les glycosuries passagères. Le diagnostic positif établi, il faudra rechercher les *complications*.

Il faut citer surtout du côté de la peau et du tissu cellulaire sous-cutané, les phlegmons, la gangrène si fréquente chez les diabétiques; du côté des voies génito-urinaires, la vulvite, les blennorrhées, la balano-posthrite, la gangrène de la verge, la cystite, certaines néphrites, l'albuminurie.

Les accidents du côté de la bouche ont été cités.

Il faut signaler aussi les troubles nerveux importants ; les névrites, les névralgies diverses souvent bilatérales, les parésies, les paralysies, les attaques apoplectiformes, la diminution ou l'abolition du réflexe rotulien (signe révélateur d'après Bouchard), le mal perforant.

Il est parmi les complications frappant le système nerveux un accident redoutable entre tous : c'est le coma diabétique. Les malades inquiets, agités, tombent dans un état de somnolence invincible et bientôt dans le coma, la respiration s'embarrasse et la mort survient rapidement dans un état d'algidité complet.

Parmi les complications graves et presque toujours mortelles il faut placer la pneumonie diabétique, la gangrène du poumon, la tuberculose pulmonaire si fréquente à la période ultime du diabète.

Il faut signaler aussi les manifestations hépatiques, cirrhoses et cirrhose pigmentaire surtout, quelques lésions du cœur, péricardites, endocardites (Lecorché).

Traitement. — Le régime est surtout important. Abstinence de tous les aliments sucrés, des féculents. Alimentation carnée et végétale variée. Boissons en assez grande abondance pour éliminer le sucre.

Traitement médicamenteux par les alcalins (bicarbonate de soude). Certaines substances, le bromure de potassium, l'antipyrine abaissent passagèrement le chiffre du sucre.

Article IV. — Goutte.

La goutte est une maladie, héréditaire dans la moitié des cas, au moins, caractérisée par des arthrites et des lésions viscérales.

Il n'est pas nécessaire que les ascendants aient eu des manifestations goutteuses, au sens propre du mot ; souvent on relève dans les antécédents héréditaires des goutteux d'autres affections, de la même famille, c'est-à-dire relevant plus ou moins de la diathèse arthritique, telles que gravelle, névralgies, migraines, asthme, dyspepsies, obésité, diabètes, artério-sclérose.

Causes. — Les causes de la goutte sont toutes celles qui tendent à augmenter la production de l'acide urique dans l'organisme et à diminuer sa combustion et son élimination, car dans le sang des goutteux on trouve toujours une augmentation d'urates.

Une vie sédentaire, jointe à l'abus de la bonne chère et des boissons fermentées, sont donc capables de produire la goutte, surtout chez les individus prédisposés héréditairement. Le saturnisme, en empêchant, à cause des lésions rénales, l'élimination de l'acide urique, prédispose aussi à la goutte. Une fois la maladie créée, il suffit de causes banales, refroidissement, fatigue, excès, pour déterminer l'apparition des accès.

Symptomes. — Le goutteux a déjà vécu une adolescence traversée par les petits accidents que nous avons signalés à propos de l'arthritisme (p. 103).

Ce n'est que plus tard, après la trentaine, qu'éclate le premier accès de *goutte aiguë*. Il débute souvent la nuit : le malade est réveillé brusquement par une douleur extrêmement vive, siégeant dans l'articulation métatarso-phalangienne du gros orteil. Le moindre mouvement, le contact des couvertures, le passage d'une voiture dans la rue, réveille les élancements ; aussi la paltation de la jointure est-elle impossible, mais vers le matin les douleurs se calment et l'arthrite est devenue manifeste : peau rouge ou couleur pelure d'oignon, chaude, tendre et luisante, article douloureux à la pression, mouvements impossibles, gonflement intense.

Le soir revenu ramène les douleurs et cela pendant 5 à 6 jours, après lesquels tout rentre dans l'ordre. Au cours de l'accès, le sang est chargé d'acide urique : si l'on applique alors un vésicatoire à une certaine distance de la jointure malade, on peut en faisant tremper 24 heures des fils dans la sérosité du vésicatoire, les retirer recouverts de cristaux d'acide urique, facilement reconnaissables au microscope.

L'état général, très mauvais, pendant la période de l'accès, s'amende progressivement, si bien que le malade se porte beaucoup mieux après, comme si l'accès avait été pour lui une décharge salutaire.

Il est rare que la goutte n'engendre qu'une seule poussée articulaire ; les accès suivants peuvent occuper d'autres jointures, les attaques prolongées constituent la *goutte articulairé chronique*. Ces poussées subintrantes laissent à leur suite des déformations (fig. 26, p. 102) et des *tophi* ou dépôts uratiques, au voisinage des tendons.

On désigne sous le nom de *goutte viscérale* toute une série de symptômes de dyspepsie chronique, d'angine de poitrine, de céphalées, d'état hypocondriaque, répondant la plupart à des lésions d'artériosclérose ou de lithiase rénale.

L'état saburral des premières voies digestives est constant chez le goutteux, les dents subissent aisément les lésions de carie; d'autre part, toute opération entreprise peut être dangereuse chez de tels malades auxquels sont nuisibles les simples excès de travail intellectuel et qui doivent limiter leur activité cérébrale et se borner à un travail régulier.

Article V. — Tumeurs.

Définition. — Une tumeur est une masse constituée par un tissu de nouvelle formation, indépendante de tout processus inflammatoire. Sont ainsi éliminés : les kystes hydatiques, les kystes dermoïdes, les kystes sébacés.

D'autre part le clinicien commet un abus de langage en appelant *tumeur* un phlegmon, un anévrysme ou une hernie, il s'agit d'une tuméfaction et non d'une tumeur.

La plus simple observation a, de tout temps, conduit à distinguer les tumeurs *bénignes* des tumeurs *malignes*; les premières ne compromettent pas la vie du malade; les autres présentent un envahissement rapide des tissus, une généralisation caractérisée par la formation de tumeurs secondaires et amènent des troubles de la santé générale qui conduisent à la mort. Mais la même tumeur, bénigne dans tel organe, sera maligne dans un autre; aussi ne saurait-on se baser sur la malignité pour classer les tumeurs.

La classification usuelle est fondée sur leur structure histologique, mais elle exige, pour être comprise, des connaissances étendues d'anatomie pathologique; nous nous contenterons de les étudier par systèmes : peau et tissu cellulaire, muscles, os, ganglions lymphatiques, nerfs, glandes.

§ 1er. — *Tumeurs de la peau et du tissu cellulaire.*

1. **Angiome.** — Tumeur congénitale formée de vaisseaux capillaires de nouvelle formation, quelques-uns dilatés. On peut la rencontrer aussi sur les muqueuses.

Les *tumeurs érectiles* de la face sont des angiomes ; de couleur vineuse, la tumeur est molle et la compression la fait pâlir ; sous l'influence des efforts, elle devient plus rouge, par afflux du sang.

2. **Lipome.** — Formé par du tissu graisseux, le lipome se développe dans le tissu cellulaire souscutané; la nuque, le cou, l'épaule sont leur siège habituel. Cette tumeur de consistance pâteuse, ordinairement, peut, d'autres fois, être tendue et fluctuante à la façon d'un abcès.

3. **Fibrome.** — Le tissu fibreux constitue dans la peau deux variétés de fibromes : le *molluscum* et la *chéloïde.*

Le premier est mou, quelquefois fluctuant, souvent pédiculisé.

La chéloïde se développe toujours sur une cicatrice plus ou moins grande et constitue une tumeur ovalaire, ferme, rosée.

4. **Cancroïde.** — Il apparaît rarement au-dessous de 40 ans; les irritations répétées, l'usage de la pipe à tuyau court, prédisposent au cancroïde des lèvres. Il en est de même de certaines professions :

l'épuration du pétrole, la fabrication des briquettes de houille, qui favorisent le développement du cancroïde de la face; mais la vraie cause, efficiente, reste inconnue.

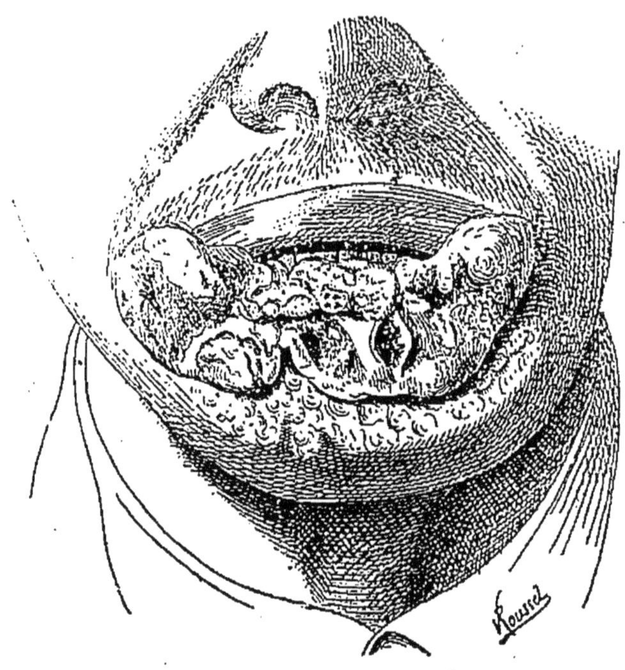

Fig. 27. — Cancer de la lèvre inférieure (d'après Mickulicz et Michelon, pl. 5, fig. 3).

Le cancroïde, ou épithélioma de la peau, simule au début une simple hypertrophie des papilles, s'accroissant très lentement; sur la peau, les lèvres (fig. 27), c'est une petite croûte jaunâtre; le malade l'arrache en faisant saigner les tissus sous-jacents. Elle ne tarde pas à se reproduire, et cette succession de phénomènes peut durer des années, avant que l'ulcération soit établie définitivement. Elle repose sur une base indurée, mal limitée et qui progresse lentement, jusqu'à envahir une grande partie de la peau de la face, par exemple. Le cancroïde est rare ailleurs que dans cette région.

Les ganglions ne se prennent que très tardivement.

Traitement. — Autrefois on respectait ces tumeurs, d'où leur nom de *noli me tangere*; aujourd'hui, on peut, par divers procédés, notamment le raclage et les applications de chlorate de potasse, les détruire radicalement et amener une guérison définitive.

§ 2. — *Tumeurs des muscles.*

Sarcome. — Le sarcome est constitué par du tissu embryonnaire ; c'est une tumeur arrondie, bien délimitée, de consistance inégale (fig. 28).

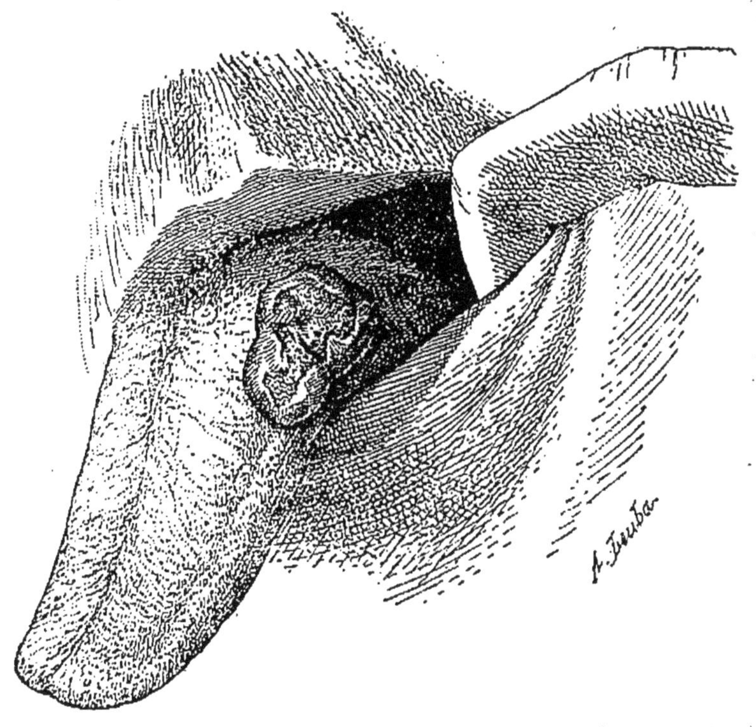

Fig. 28. — Sarcome de la langue, cas de Berger (d'après Marion).

Essentiellement maligne, elle ne tarde pas à pousser des prolongements ; la peau s'ulcère, donnant passage à de gros bourgeons charnus, qui saignent aisément, ou laissent suinter une sérosité roussâtre, très fétide. Il y a toujours retentissement sur les ganglions voisins; enfin des noyaux sarcomateux secondaires se développent dans les viscères et la mort arrive au bout d'un temps assez court.

Fibrome, Lipome. — On rencontre encore dans les muscles le *fibrome* et le *lipome*.

§ 3. — *Tumeurs des os.*

1. **Ostéome.** — L'osteome, encore appelé *exostose*, formé de tissu osseux, est indolent, de consistance dure, et adhère fortement à l'os.

2. **Ostéosarcome.** — Il débute par des douleurs sourdes, puis la tuméfaction apparaît, d'une façon régulière, quand la tumeur a commencé à l'intérieur de l'os; d'autres fois elle a pris naissance sous le périoste. Le membre est déformé, fusiforme ou renflé à une extrémité. La consistance de la tumeur est très variable, dure en un point, élastique ou fluctuante ailleurs. Lorsque la peau devient adhérente au sarcome, elle ne tarde pas à s'ouvrir et l'ulcération sarcomateuse se trouve constituée.

L'*épulis* est une variété d'ostéosarcome.

§ 4. — *Tumeurs des ganglions lymphatiques.*

Les ganglions lymphatiques sont le siège ou bien de tumeurs secondaires à un cancer ou à un sarcome de voisinage, ou bien d'une tumeur primitive nommée *lymphadénome*, qui peut se développer aussi dans les glandes et l'intestin.

C'est surtout à l'angle de la mâchoire et à la base du cou qu'on observe des ganglions atteints de lymphadénomes: petites tumeurs arrondies, dures, mobiles, indolentes. Un jour vient où elles augmentent de volume, se fusionnant en une tumeur énorme qui déforme toute une moitié de la région cervicale.

Dans les autres régions, les ganglions sont bientôt envahis : l'état général s'affaiblit, les leucocytes augmentent de nombre et l'anémie devient extrême ; la mort peut être due à la compression d'un organe du médiastin par l'adénopathie.

§ 5. — *Tumeurs des nerfs.*

Fibromes, sarcomes et *myxomes* sont les tumeurs primitives des nerfs.

§ 6. — *Tumeurs des glandes.*

Les glandes peuvent être le siège d'un grand nombre de tumeurs. Ainsi la parotide peut offrir des tumeurs bénignes comme l'enchondrome, ou des tumeurs malignes comme le sarcome et l'*épithéliome*.

Epithéliome. — Cette tumeur se développe le plus souvent dans les glandes (mamelle, testicule, glandes de l'estomac).

On comprend souvent sous le nom de *cancer* toutes les tumeurs solides malignes, quelque soit l'élément histologique qui les constitue ; il convient cependant de réserver ce terme à une espèce définie, formée de cellules épithéliales, d'où leur nom d'*épithéliomes*.

Causes. — Rien de précis n'est connu sur les causes de leur développement. L'*hérédité*, admise si souvent, ne joue aucun rôle (statistiques de Snow). La croyance en une *diathèse cancéreuse* n'a pas plus de valeur. Les seules causes prédisposantes, dont l'influence paraît réelle, sont les irritations, les traumatismes répétés : souvent l'épithélioma de la langue (fig. 29) débute sur une cicatrice de *leucoplasie linguale*, et si le cancer de la bouche est exceptionnel chez la femme dans nos pays, la proportion devient la même pour les deux sexes, dans le Tyrol, où les femmes fument la pipe.

Si maintenant on recherche la cause efficiente de la prolifération épithéliale monstrueuse qui caractérise le cancer, on ne trouve de satisfaisante pour l'esprit que la *théorie parasitaire*, mais elle ne repose encore que sur des présomptions. En sa faveur on peut invoquer ;

1° *La contagion*, à laquelle on a voulu attribuer de nombreux cas localisés dans des maisons, ou le long de certains cours d'eau ;

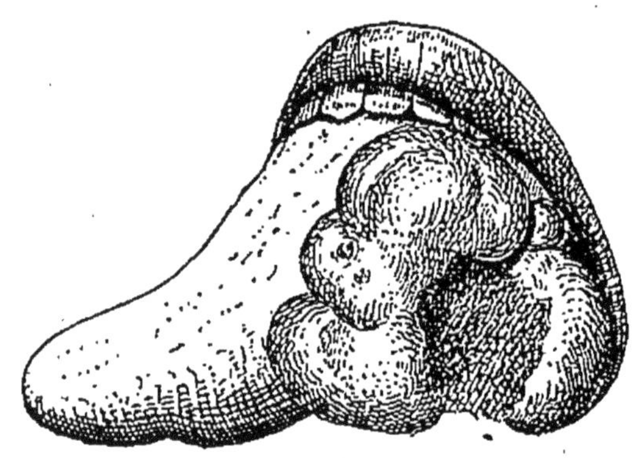

Fig. 29. — Cancer de la langue (d'après Butlin).

2° *Les inoculations cancéreuses expérimentales*, qui ont réussi quelquefois d'un animal à un autre de la même espèce, de rat à rat (Hanau), de souris à souris (Pfeiffer);

3° *La présence des figures intracellulaires* que l'on rattache à des parasites, rappelant les formes d'évolution de certains sporozoaires désignés en zoologie sous le nom de *coccidies*, et possédant la propriété de vivre dans les cellules épithéliales. Si, d'autre part, on se rappelle que les invertébrés et les organismes inférieurs en général présentent fréquemment des tumeurs et qu'elles sont toujours dues à des parasites, on se trouve naturellement porté à généraliser cette loi à l'homme et aux autres vertébrés, et à admettre que chez eux beaucoup de tumeurs, dont le cancer, doivent être d'origine parasitaire. La démonstration de cette hypothèse ne sera rigoureusement établie que le jour où, partant de ce parasite trouvé dans le cancer, on pourra le cultiver et en inoculant ses cultures reproduire à l'infini la tumeur primitive chez des animaux.

Parmi les localisations les plus ordinaires de l'épithélioma, il faut noter le sein, l'utérus, l'estomac, l'intestin, la langue, le foie, le testicule. Cette tumeur présente toujours les débuts les plus bénins ; mais qu'elle se développe en profondeur ou en surface, elle n'offre jamais aucune circonscription et l'absence de contour défini est la règle dans l'épithélioma, dont le volume va progressant sans cesse. L'envahissement précoce des ganglions lymphatiques est un signe d'une extrême importance. La *généralisation* se fait encore dans des organes plus ou moins éloignés de celui primitivement atteint.

Lorsque la peau est ulcérée par un épithélioma d'une glande sous-cutanée (la parotide, le sein), le malade entre dans la phase ultime, *la cachexie cancéreuse*, au cours de laquelle augmentent les douleurs et se déclarent des hémorragies qui peuvent être mortelles.

L'épithélioma met ordinairement deux ou trois ans à entraîner la mort.

Traitement. — L'ablation précoce, et la plus large possible, de la tumeur est le seul qui puisse donner quelques résultats encourageants. Sur la muqueuse bucco-linguale notamment, il ne faut jamais hésiter à enlever ces placards de leucoplasie buccale, rebelles et déjà indurés, sur lesquels se développe si souvent l'épithélioma.

CHAPITRE V

INTOXICATIONS.

ARTICLE Ier. — ALCOOLISME.

Alcoolisme aigu. — Ses accidents sont connus de tous.

Alcoolisme chronique. — Les troubles engendrés par l'alcoolisme chronique peuvent survenir sans jamais avoir été précédés des accidents de l'alcoolisme aigu ; on peut même dire que les lésions les plus graves s'observent plus souvent chez les buveurs qui abusent journellement des spiritueux sans s'enivrer jamais, que chez ceux qui de temps en temps font des excès copieux, mais passagers.

SYMPTOMES. — L'alcoolisme chronique est caractérisé surtout par des troubles digestifs et nerveux.

Troubles digestifs. — L'appétit est faible, la bouche pâteuse, la langue blanche et saburrale ; les ivrognes éprouvent une sensation de brûlure à l'épigastre, appelée *pyrosis,* ils vomissent le matin une matière glaireuse, appelée *pituite.* Elle est précédée de nausées pénibles, d'une sensation d'angoisse épigastrique, de vertiges ; puis instantanément, et au prix de peu d'efforts, le malade rend un flot de liquide, blanc, visqueux, ou bien épais et coloré en vert par la bile. La matière vomie est peu abondante, un demi-verre au plus.

Absorbé par les branches de la veine-porte, l'alcool ne tarde pas à irriter le foie, d'où la fréquence des *cirrhoses* dues à l'alcoolisme. Tantôt la glande s'hypertrophie (*cirrhose hypertrophique*), tantôt elle se rétracte (*cirrhose atrophique*).

Les *désordres nerveux* portent sur les trois grandes fonctions de l'encéphale, sensibilité, motilité, intelligence.

Les malades accusent des fourmillements dans les jambes, il existe tantôt de l'hyperesthésie ; tantôt de l'anesthésie.

Le goût, l'ouïe, la vue s'affaiblissent ou bien sont le point de départ d'hallucinations.

Le *tremblement* est au nombre des symptômes les plus précoces ; si l'on fait étendre les bras à un alcoolique à jeun, on observe des oscillations assez rapides des doigts et s'accentuant, lorsque le malade y porte son attention ; les lèvres et les ailes du nez sont souvent agitées de trémulations lorsque l'alcoolique veut parler.

Les crampes nocturnes, des soubresauts complètent le tableau.

Tardivement on peut voir survenir, surtout chez la femme, une variété de paralysie des membres inférieurs, liée à une polynévrite, accompagnée quelquefois de troubles du côté du pneumo-gastrique.

Le sommeil est agité de rêvasseries continuelles ; les malades ne cessent de rêver à leurs occupations de la veille, plus tard leurs nuits sont traversées de cauchemars terrifiants : ils voient des animaux, des rats se promener sur leur lit, entendent des propos malveillants, se croient poursuivis par des assassins, etc.

Des *crises épileptiformes*, simulant le mal comitial, éclatent chez le buveur invétéré, surtout chez l'absinthique. Plus tard il s'y joint un délire *violent* et *agité*, appelé pour cette raison *delirium tremens* : il peut être une terminaison de l'intoxication. D'autres fois les malades sont emportés par les progrès d'une *cirrhose* ou de la *tuberculose pulmonaire*.

Tel est le tableau de l'alcoolisme chronique, observé communément. Mais chaque buveur ayant ses préférences, on peut décrire trois variétés principales de l'intoxication, suivant que les excès consisteront surtout en vin, alcool ou absinthe.

Intoxication par le vin ou œnilisme. — Elle s'observe de préférence parmi les tonneliers, les sommeliers, les employés de Bercy qui boivent 4 ou 5 litres de vin par jour ; ils se font remarquer par leur face enluminée, un nez bourgeonnant ; la cirrhose hépatique survient chez eux au bout de 5 à 6 ans d'excès.

Intoxication par l'alcool. — A l'intoxication par l'alcool, c'est-à-dire les eaux-de-vie, le kirsch, le rhum, le gin, le brandy, appartiennent surtout les troubles nerveux, l'*analgésie* des membres inférieurs, la tendance aux lésions dégénératives graisseuses du cœur. Les hommes de peine, les marchands ambulants, les maçons ont une prédilection pour ce genre de boissons.

Absinthisme. — C'est un terme générique servant à désigner l'intoxication par tout *apéritif* ou *amer*, par les vulnéraires, l'eau d'arquebuse, les bitters. Beaucoup de femmes du peuple rentrent dans la catégorie des absinthiques. Attaques convulsives, hystériformes, ou épileptiformes, hyperesthésie des membres et du tronc, exagération des réflexes plantaires caractérisent cette variété, la plus grave de toutes peut-être, car le malheureux absinthique, de même que le morphinomane, se trouve pris dans une sorte d'engrenage dont il lui est difficile de se tirer. La mort arrive par tuberculose pulmonaire.

Étiologie. — Empruntant toute forme, suivant la classe et la profession du malade, l'alcoolisme, d'individuel et isolé qu'il était autrefois, est devenu le grand mal *social*. La généralisation de la consommation des spiritueux est connexe à la multiplicité des besoins nouveaux, engendrés par l'évolution sociale moderne, pour laquelle l'énergie nécessaire est recherchée dans le stimulant alcool. Le cabaret, organisme nouveau des sociétés, est donc à la fois cause et effet de l'alcoolisme.

En même temps se développe et se fortifie ce préjugé que les spiritueux sont hygiéniques et indispensables à l'homme.

L'alcool et le vin se consommèrent d'abord d'une façon progressive et parallèle ; puis éclate le phylloxera, qui crée la fraude, la fabrication de vins artificiels. Mais la demande dépassant l'offre, on se jette sur les alcools, les apéritifs ; rapidement le goût est perverti par eux, à ce point qu'aujourd'hui, dans les années de bonne récolte, il y a mévente sur les vins : l'ouvrier ne veut plus de vin, mais des spiritueux sous toutes leurs formes.

En 60 ans, la consommation de l'alcool a quadruplé, celle de l'absinthe a doublé en 7 ans.

Socialement, l'alcoolisme peut revendiquer tout ce qui amène la déchéance des races.

Les *désordres intellectuels* causés par lui sont bien connus : les courbes de consommation de l'alcool et de l'accroissement des cas de folie sont exactement parallèles : en 15 ans, le chiffre du nombre d'aliénations alcooliques a augmenté d'un tiers.

La *criminalité* va de pair avec l'augmentation de la consommation des spiritueux.

Les *désordres physiques* ne le cèdent en rien aux *désordres moraux* ; proverbiale est la longévité des sobres : un abstinent de 20 ans peut compter sur 9 ans de plus que la moyenne générale.

L'alcoolisme frappe l'individu dans sa progéniture : débilité intellectuelle, imbécillité, idiotie, démoralisation sont d'observation courante chez les descendants d'alcooliques.

L'éthylisme constitue un véritable désastre financier pour un peuple : Rochard évalue à *un milliard et demi* la perte d'argent qui résulte pour la France des frais de traitement et de chômage, des frais de répression pour crime, de coût de suicides, et de morts accidentelles imputables à l'alcool.

Aujourd'hui, par des moyens que nous n'avons pas à étudier ici, les différents peuples du Nouveau-Monde et de l'Ancien ont pu arrêter les progrès du fléau : l'alcoolisme y est en décroissance. Seules, deux nations continuent à assister à l'extension du mal, la *Belgique* et la *France*.

Article II. — Intoxication par la morphine.

On donne le nom de *morphinisme* à l'ensemble des accidents produits par l'abus prolongé de la morphine ; on réserve le nom de *morphinomanie* au cas où l'individu éprouve le besoin irrésistible de prendre de la morphine ; la morphinomanie est donc au point de vue de l'opium ce que la dipsomanie est au point de vue de l'alcool.

La morphinomanie conduit évidemment au morphinisme, comme la dipsomanie à l'alcoolisme.

L'abus des piqûres de morphine a souvent pour auteur involontaire le médecin lui-même ; une première injection est prescrite pour calmer une douleur vive (coliques hépatique, néphrétique), tout peut se borner là ; mais on ne sait pas toujours à qui l'on s'adresse, et il peut s'agir d'un névropathe, d'un prédisposé à devenir morphinomane. Dans ce cas, le médecin, à son insu, a mis un poison dangereux dans les mains d'un malade. Car chez un tel sujet, la piqûre, même la première, a causé bien autre chose que la suppression de la douleur ; elle a procuré une sensation de bien-être et de béatitude « que ne produit pas le sommeil, mais au contraire le réveil de l'esprit ».

Symptomes. — La morphine agit sur la motilité, la sensibilité, l'intelligence.

Les troubles *moteurs* consistent en crampes, en tremblements, en soubresauts musculaires, en une sorte d'asthénie des muscles.

La *sensibilité générale* est souvent très diminuée ; les morphinomanes arrivent à ne pas sentir la piqûre de l'aiguille. Les sens du goût et de l'odorat sont parfois péniblement affectés ; certains malades ont des hallucinations de la vue, on a noté de l'amblyopie, même de l'amaurose.

Les fonctions *intellectuelles* sont plus intéressées ; le premier effet des piqûres, effet immédiat, est de stimuler les facultés et de réveiller la volonté endormie chez ces malades, de les faire sortir de l'indifférence, de la torpeur qui les empêche souvent de se lever. Le sens moral est d'avance très atténué chez eux ; rien n'égale l'ingéniosité dont ils témoignent pour obtenir une piqûre, leur imagination dispose de trésors de mensonges pour satisfaire leur vice favori. Il n'est pas rare de voir le morphinomane se livrer, dans ce but, à des vols, même à des actes criminels. L'aliénation mentale se présente sous une forme lypémaniaque avec hallucinations visuelles. L'insomnie est de règle, les malades somnolent le jour.

Les fonctions digestives sont souvent surexcitées par la morphine, la constipation est commune.

Bientôt l'abus du poison se fait sentir par des troubles cardiaques : palpitations, douleur précordiale, pouls intermittent, faible, ralenti.

L'état général devient mauvais, le malade ressemble bientôt à un vieillard : « les yeux se ternissent, la figure devient un masque immobile et sans expression, la peau prend une teinte jaune et terreuse, enfin des rides prématurées apparaissent. »

Les morphinomanes peuvent devenir albuminuriques, aussi toute opération chirurgicale, inoffensive habituellement, peut être prétexte à complications graves, l'érysipèle, par exemple.

Les fractures se consolident mal.

Les morphinomanes peuvent devenir la proie de la tuberculose, mais, le plus souvent, ils succombent dans le marasme, dans une cachexie ultime.

De même que la suppression complète de l'alcool peut amener un accès de délirium tremens chez un alcoolique, de même la suspension brusque des piqûres peut provoquer des accidents mortels chez le morphinomane.

Lorsqu'on soumet ces malades à la diminution progressive des doses, on observe les troubles suivants : un malaise vague avec agitation rappelle au sujet l'heure de sa piqûre ; on le voit se promener anxieux, se plaignant d'une douleur dans la région du foie. L'insomnie est constante, les palpitations augmentent. Chez d'autres malades c'est une dépression que l'on observe ; dans les deux cas, on peut assister à une véritable crise de delirium tremens, rappelant trait pour trait celui des alcooliques. Que l'on fasse une piqûre de morphine, et tout rentre dans l'ordre.

Les accidents circulatoires sont les plus graves ; ils constituent le grand échec à la suppression des piqûres : des palpitations violentes, l'irrégularité des respirations, de l'arythmie cardiaque peuvent ainsi aboutir à un état de collapsus ; le malade se cyanose, tombe en syncope et peut succomber, si l'on n'intervient pas rapidement.

Diagnostic. — Il est difficile, car souvent le malade n'avoue pas ses habitudes. Ball a tracé un tableau sincère du morphinomane : « Dès le premier abord, on est frappé par je ne sais quoi d'étrange dans la physionomie, le teint blafard, les yeux caves, le regard éteint coïncident avec une apparence d'hébétude et d'indifférence qui répond assez exactement aux dispositions intellectuelles. Il existe en effet, chez ces sujets, une paresse physique et morale des plus accentuées, et j'ai pu deviner l'abus de la morphine chez des gens autrefois très intelligents, par l'affaiblissement manifeste de leur activité générale et par l'engourdissement de leur esprit. En même temps, les fonctions de nutrition sont profondément altérées ; il existe une perte d'appétit dont le malade se plaint, ainsi qu'une constipation opiniâtre, et la maigreur générale correspond à cet état de choses. »

Il n'en est pas toujours ainsi, et souvent l'inspection des téguments fera découvrir la morphinomanie, car les piqûres, étant souvent faites à la dérobée, sans la moindre précaution de propreté, ont laissé des cicatrices d'abcès, des œdèmes chroniques.

Article III. — Intoxication par l'oxyde de carbone.

L'intoxication par l'oxyde de carbone (CO) est très fréquente : non seulement la forme *aiguë* se trouve réalisée de plus en plus souvent dans les suicides, mais la forme *chronique* est d'observation courante, à cause de l'usage si répandu des *poêles mobiles*.

Les travaux de Leblanc, de Claude Bernard ont déterminé la puissance toxique de l'oxyde de carbone. On sait aujourd'hui qu'il présente un pouvoir toxique soixante fois plus fort que l'acide carbonique. CO se combine à l'hémoglobine du sang, en formant une combinaison plus stable que celle formée par la même hémoglobine avec l'oxygène. Il suffit qu'il y ait 1/5000 de ce gaz dans l'air pour qu'il y ait absorption par le sang, si bien que toutes les fois qu'on respire dans un air chargé, même de traces d'oxyde de carbone, on tue, à chaque inspiration, un certain nombre de globules rouges.

Il y a donc lieu d'étudier l'empoisonnement en *espace clos* et en *plein air*.

En plein air, l'intoxication oxycarbonée se présente toujours dans les mêmes circonstances : il s'agit d'individus qui, pour se réchauffer, se sont endormis sur des fours à chaux, d'ouvriers travaillant dans les hauts fourneaux.

Plus intéressant est l'empoisonnement en *espaces clos*, que les divers procédés de chauffage peuvent réaliser. La fermeture de la clef d'un poêle ordinaire, en diminuant le tirage de la combustion, peut laisser refluer dans la pièce le CO formé. Les poêles mobiles revendiquent le plus grand nombres d'accidents aigus ou chroniques, car ils fournissent de 8 à 10 pour 100 d'oxyde de carbone, le principe de leur fabrication réalisant toujours une combustion lente, c'est-à-dire une oxydation incomplète de charbon : au lieu de l'acide carbonique, CO^2, inoffensif, se forme CO, toxique.

Toute obturation incomplète d'un tel poêle permet à l'oxyde de carbone de rentrer dans l'appartement. Il suffit même d'une cheminée en communication avec celle du poêle pour appeler le gaz délétère dans une pièce voisine. Ainsi s'expliquent des cas d'empoisonnement chronique dans des pièces non chauffées. Les procédés de chauffage à la briquette, l'usage des chaufferettes dans les voitures de louage, peuvent causer l'intoxication oxycarbonée de la même façon. Dans les incendies de théâtres, les spectateurs sont asphyxiés et meurent par l'oxyde de carbone.

Symptomes. — L'intoxication *graduelle*, telle que la réalisent les malheureux qui se suicident au charbon, débute par un malaise vague, de violents maux de tête. La vue se trouble, il se produit des vertiges, des bourdonnements d'oreilles, le besoin de dormir est impérieux. Plus tard, les jambes se paralysent peu à peu et déjà les individus ne sont plus capables de se dérober au danger, en allant ouvrir les fenêtres. La notion des choses se perd peu à peu, le cœur s'accélère, des plaques bleuâtres apparaissent aux membres, puis le malade tombe dans le coma qui peut durer 2 ou 3 jours sans que la terminaison soit fatale. Quand les individus sont rappelés à la vie, ils peuvent présenter, à la suite de l'accident, des troubles divers de l'intelligence, de la sensibilité, des paralysies périphériques, rappelant celles de l'alcoolisme, des éruptions d'origine névritique.

La forme *chronique* est la plus fréquente : il s'agit de personnes que leur profession expose chaque jour à l'absorption de traces d'oxyde de carbone (cuisinières, blanchisseuses, mineurs, ouvriers d'usines à gaz). Les malades se plaignent de courbatures, de céphalées constantes ; ils présentent des troubles de la sensibilité et de la motilité, une diminution du nombre des globules rouges, de la glycosurie transitoire.

L'examen du sang au spectroscope est caractéristique dans l'intoxication oxycarbonée.

On sait qu'à l'état normal, le sang oxygéné présente deux bandes d'absorption, situées entre les raies D et E du spectre et séparées par une bande verte. Or si l'on ajoute à la solution de sang normal un corps réducteur, par exemple une goutte de sulfhydrate d'ammoniaque, on voit les deux bandes d'absorption se confondre en une bande unique (bande de l'hémoglobine réduite). Si l'on fait la même expérience avec du sang, non plus normal, mais ayant subi l'action de l'oxyde de carbone, on observera deux bandes d'absorption qui se distingueront des deux précédentes en ce qu'elles ne seront pas capables de se fusionner après action du sulfhydrate d'ammoniaque.

Article IV. — Intoxication par le plomb.

Causes. — L'intoxication par le plomb ou *saturnisme* présente une *étiologie* des plus variées : c'est d'abord l'ensemble des professions où l'on manie les combinaisons de plomb, céruse, minium ; les peintres chargés du ponçage, les vitriers qui manient le mastic au blanc de céruse, les ouvriers en papier peint, les coloristes sur faïence, les brosseurs de caractères d'imprimerie, les tisserands, les fabricants de plomb de chasse, etc., sont tous plus ou moins exposés.

L'origine alimentaire est plus rare : on a observé des accidents de saturnisme à la suite de l'absorption de boissons frelatées par la litharge, d'eaux de Seltz (robinets en étain plombifère), d'aliments enveloppés avec du papier de plomb.

Les cosmétiques à base de céruse ont été signalés, car le plomb est absorbé par la peau.

Mais l'éclosion d'accidents saturnins est favorisée par l'hygiène défectueuse, si fréquente aujourd'hui dans beaucoup d'ateliers : l'usage de prendre ses repas dans l'atelier, la négligence à se laver les mains avant de manger, la chaleur excessive et le manque d'aération des salles de travail prédisposent singulièrement au saturnisme.

Symptomes. — Une cachexie spéciale, la *cachexie saturnine,* caractérisée par de l'anémie, une coloration subictérique de la peau, l'émaciation des téguments, de la dyspepsie, une constipation habituelle, un malaise général, fait presque toujours reconnaître les manifestations du saturnisme chronique.

Un autre symptôme, constant, est fourni par le *liséré gingival* (de Burton). C'est toujours autour des collets des dents, sur le bord libre des gencives, spécialement des gencives inférieures, qu'on constate cette imprégnation plombique sous la forme d'un liséré pigmenté. Il est gris bleuâtre ou ardoisé, occupant une hauteur qui ne dépasse guère 2 à 3 millimètres.

Le liséré saturnin s'aperçoit dès qu'on abaisse la lèvre inférieure du malade. La ligne bleutée, comme tracée à l'encre, contraste avec la pâleur des portions voisines de la muqueuse buccale anémiée, décolorée.

La formation du liséré serait due à l'imprégnation de la muqueuse gingivale par du sulfure de plomb, né sous l'action de l'hydrogène sulfuré des sécrétions buccales sur l'albuminate de plomb, forme sous laquelle le métal circule dans le sang.

Il n'est pas rare de voir, sur la face interne des joues, une imprégnation analogue, formant les plaques tatouées de Gubler. Le plomb peut remonter par le canal de Sténon jusque dans la parotide et y provoquer une tuméfaction, une hypertrophie chronique qui se traduit par des sensations douloureuses de ces régions.

Les accidents du saturnisme sont les uns *aigus,*

comme la *colique de plomb*, dans laquelle le maximum des douleurs siège à l'épigastre, et accompagnée de constipation, et les autres *chroniques*, parmi lesquels nous citerons : l'*encéphalopathie*, se traduisant par des convulsions, des troubles hémiplégiques des sensibilités générale et spéciale, et qui n'est qu'un ensemble de *manifestations hystériques*, le saturnisme ayant provoqué le réveil de l'hystérie (hystéro-intoxication); les *névrites saturnines*, dont la forme la plus fréquente consiste en une paralysie des muscles extenseurs des doigts et de la main; la *néphrite* avec atrophie du rein; la *goutte*.

ARTICLE V. — INTOXICATION PAR LE MERCURE OU HYDRARGYRISME.

L'étiologie et l'un des accidents les plus communs de l'hydrargyrisme, la *stomatite*, ont été décrits ailleurs (1).

SYMPTOMES. — Nous étudierons ici les autres troubles de cet empoisonnement.

Dans l'*hydrargyrisme aigu*, tel qu'on l'observe dans le suicide par absorption de sublimé corrosif. les douleurs gastriques et abdominales intolérables, avec accompagnement de diarrhée et de sueurs profuses, peuvent être les seuls symptômes observés jusqu'à la mort qui survient après un collapsus de quelques heures.

Plus souvent il s'agit de malades présentant une prédisposition individuelle à l'hydrargyrisme, ou d'individus désignés comme victimes par la misère physiologique, la malpropreté, une mauvaise alimentation, un passé pathologique, une grossesse, le

(1) Voir Frey. *Pathologie des dents et de la bouche* in *Manuel du chirurgien-dentiste.*

mauvais état de la bouche, la présence de dents cariées. Alors, en plus des lésions de la stomatite spécifique, on voit survenir, au cours d'injections de calomel, de sublimé, faites dans un but thérapeutique, des troubles abdominaux, consistant surtout en coliques plus ou moins violentes, diarrhée profuse, incoercible, épreintes rectales très douloureuses.

L'émonctoire rénal fonctionne mal; rapidement les urines diminuent et contiennent de l'albumine. Des hémorragies peuvent survenir et le malade succombe au collapsus.

L'*hydrargyrisme chronique* s'observe surtout chez les mineurs, les doreurs sur métaux, les miroitiers, les chapeliers, etc.; c'est l'hydrargyrisme professionnel dans lequel ne prédomine pas la stomatite, mais apparaît le *tremblement mercuriel*. C'est un tremblement lent, qui atteint les membres supérieurs, les membres inférieurs, la tête et la langue. Ce tremblement est rémittent, il cesse par moments, puis reparaît sous l'influence des moindres émotions. Il augmente dans les mouvements intentionnels, aussi l'écriture est-elle impossible ou très difficile. La marche est rendue titubante, quelquefois très pénible. On a noté de la parésie, sans atrophie musculaire, avec coexistence d'îlots hyperesthésiques sur les membres supérieurs. Bien entendu, le mercure peut, de même que le plomb, provoquer des troubles hystériques chez les individus prédisposés (hystérie toxique).

A côté du tremblement, on observe encore des palpitations, de l'essouflement, de l'inappétence, de l'insomnie, une pâleur anémique, une émotivité spéciale.

Article VI. — Tabagisme.

Causes. — Le tabac renferme de 2 à 9 pour 100 de nicotine, poison des plus violents et tel que deux gouttes déposées sur la langue d'un chien le font mourir avec des convulsions en moins d'une minute.

Il est pris suivant trois modes : on le *fume*, on le *prise*, on le *chique*.

Fumé, le tabac cause une intoxication, aiguë la première fois, qui devient chronique ensuite, lorsque la dose normale se trouve dépassée par le fumeur.

La fumée de tabac, le contact de la nicotine, peuvent déterminer l'inflammation des gencives, favorisent l'apparition des placards de leucoplasie buccale et linguale, ou même facilitent leur induration.

Symptomes. — En dehors du pyrosis, de la diminution de l'appétit, le tabac ne provoque que peu de phénomènes du côté des organes digestifs.

Si l'on excepte les troubles de la mémoire; l'organe qu'il frappe plus volontiers chez certains individus est l'*appareil cardiaque*. Depuis les palpitations simples jusqu'à l'angine de poitrine, on a observé tous les troubles fonctionnels du cœur, dans le tabagisme chronique. Les intermittences et l'arythmie effraient beaucoup les sujets; elles disparaissent avec la cessation de l'habitude.

L'*angine de poitrine tabagique*, liée à un état dyspeptique dû au tabac, ou organique (par artériosclérose tabagique) est due à la nicotine qui, dissoute dans le mucus bronchique, va irriter directement les expansions du pneumogastrique. Cette action nocive du tabac est d'autant plus à craindre que l'on fume dans un espace mal aéré. Tel est le fait célèbre observé par Gelineau à bord de l'*Embuscade*, où se developpa une véritable épidémie d'angine de poitrine : les matelots, réduits par le mauvais temps à vivre dans l'entrepont, se trouvaient dans une atmosphère continuellement saturée par la fumée de tabac; mais la maladie n'a, bien entendu, rien de contagieux par elle-même. On sait que l'accès consiste en une douleur atroce, angoissante, derrière le sternum ; elle s'accompagne d'une sensation d'engourdissement pénible dans le bras gauche, surtout dans la sphère des 2 derniers doigts de la main (nerf cubital). D'autres fois elle s'irradie dans le cou (plexus cervical) et va jusqu'à simuler le trismus. La respiration ne subit aucune modification pendant l'accès d'angine de poitrine, le cœur bat lentement, est intermittent. Au bout de quelques minutes peut survenir une émission d'urines nerveuses, puis tout rentre dans l'ordre.

Chez les individus qui *chiquent* le tabac, on a observé de la stomatite, des ulcérations de la muqueuse buccale, des altérations des dents et surtout des gastrites chroniques, soigneusement entretenues d'ailleurs, par l'abus des spiritueux.

Article VII. — Intoxication par le phosphore.

Des deux sortes de phosphore, rouge et blanc, ce dernier seul est toxique.

Causes. — Les causes des empoisonnements par le phosphore comprennent deux variétés : les empoisonnements professionnels et les empoisonnements criminels, accidentels, ou par suicide.

Nous aurons seulement en vue l'intoxication professionnelle.

Dans les usines, sont surtout exposés les ouvriers chargés de la préparation de la pâte, du trempage des bois, du séchage des allumettes.

L'intoxication se fait par inhalation des vapeurs de phosphore ou par ingestion, le phosphore étant porté par les mains non lavées à la bouche.

Symptomes. — Les troubles sont d'ordre divers.

L'appareil digestif ressent le premier les atteintes du poison. Les ouvriers éprouvent des douleurs d'estomac, de la dyspepsie, des coliques ; on observe un certain degré de subictère.

En même temps le malade tousse, a des étouffements ; on a vu se développer des bronchites et des broncho-pneumonies, mais le grand accident est la nécrose phosphorée des maxillaires, décrite ailleurs (1). Lorsque la nécrose dépasse ces os pour s'attaquer aux os du nez et de la base du crâne, l'intoxication est très avancée et la mort survient dans un état comateux.

A l'autopsie on constate la dégénérescence graisseuse du foie et des reins.

Les érysipèles sont fréquents ; dans un cas de Lallier, des brides cicatricielles étranglèrent le larynx et produisirent une asphyxie lente, mortelle.

Traitement. — Le traitement de l'intoxication phosphorée doit être prophylactique. Actuellement, l'emploi systématique et généralisé en France d'une nouvelle substance, le *sesquisulfure de phosphore* pour la fabrication des allumettes, a montré les avantages qui peuvent en résulter pour la santé des ouvriers, et les bienfaits déjà obtenus, ainsi que ceux que l'on est en droit d'en attendre.

Cette substance, le sesquisulfure de phosphore, a été proposé par MM. Sévène et Cahen, ingénieurs des manufactures de l'État, d'où la marque S. C. donnée à leurs allumettes.

Le phosphore blanc est volatil ; il répand dans l'atmosphère des ateliers, à toute température, des vapeurs âcres et irritantes, qui obscurcissent l'air.

(1) Voir Frey. *Pathologie des dents.* in *Manuel du chirurgien dentiste*, p. 238, fig. 28.

Ces vapeurs sont composées de certains produits d'oxydation, de particules libres de phosphore, d'hydrogène phosphoré et quelques autres combinaisons à l'état gazeux. Pénétrant dans les voies respiratoires, ces vapeurs sont absorbées lentement par l'économie, elles se fixent dans le sang et dans les tissus et y produisent cet état particulier qui a été désigné sous le nom de *phosphorisme*. Le phosphore ordinaire fond à une température de 44°; sa toxicité est considérable; quelques décigrammes, 15 à 30 centigrammes, suffisent pour donner la mort à un adulte.

Le sesquisulfure de phosphore, au contraire, par son mode de préparation industrielle, ne peut contenir comme impuretés que du phosphore rouge et de l'eau. Il possède une odeur spéciale où domine celle commune à beaucoup de sulfures ; mais au dosage de 6 pour 100, proportion admise pour son introduction dans la pâte, cette odeur n'a rien de gênant ni pour les ouvriers, ni pour les consommateurs.

Le sesquisulfure de phosphore ne fond qu'à 142°. C'est un corps fixe qui n'émet pas de vapeurs aux températures ordinaires. Aussi bien ne constate-t-on ni odeur, ni fumée dans les ateliers de fabrication des allumettes.

La toxicité du sesquisulfure de phosphore par absorption directe est assez faible, pour les cobayes, du moins.

La composition de la pâte employée est la suivante:

Sesquisulfure de Phosphore.. . . .	6
Chlorate de potasse..	24
Blanc de zinc.	6
Ocre rouge..	6
Poudre de verre.	6
Colle.	18
Eau	34

Toutes les manufactures françaises emploient les nouveaux procédés depuis octobre 1898.

DEUXIÈME PARTIE

MALADIES LOCALES

CHAPITRE PREMIER

AFFECTIONS DES MUQUEUSES ET DE LA PEAU.

Nous aurons en vue surtout les dermatoses, qui sont susceptibles d'être observées sur la muqueuse buccale; mais avant d'entrer dans l'étude de ces affections, il est indispensable de faire connaître le vocabulaire employé par les dermatologistes.

On peut diviser les lésions *élémentaires* de la peau en deux classes :

1° Les *lésions élémentaires primitives.*
2° Les *lésions élémentaires secondaires.*

Article Ier. — Lésions élémentaires primitives.

Elles constituent les premières manifestations d'une maladie de la peau : on en décrit 11 :

1. Exanthème.
2. Purpura.
3. Tache ou macule.
4. Papule.
5. Tubercule.
6. Gomme.
7. Tumeur.

8. Vésicule.
9. Bulle.
10. Pustule.
11. Squame ou écaille.

Exanthème. — C'est une tache rouge, non saillante, *disparaissant momentanément sous la pression du doigt*. Ex : roséole, éruption de la rougeole, de la scarlatine.

Purpura. — C'est une tache rouge vif, *qui ne disparait pas par la pression du doigt* ; c'est une hémorragie cutanée. L'ecchymose est une tache de purpura.

Tache ou macule proprement dite. — Elle est ou pigmentée ou vasculaire. Le type est le *nœvus*, tache congénitale. Elle disparaît ou non par la pression.

Papule. — Petite élevure de la peau, solide, rose ou brune, tantôt plane, tantôt acuminée, conique (syphilis).

Tubercule. — C'est une infiltration des couches profondes du derme, à évolution lente, de grosseur variable (syphilis, lèpre).

Gomme (Tuberculose, syphilis). — C'est aussi une lésion profonde du derme, à évolution inflammatoire, se terminant tantôt par ulcération, tantôt par résorption ou sclérose.

Vésicule. — Elle est constituée par un soulèvement de l'épiderme, et contient une sérosité transparente. Ex : eczéma, herpès.

Bulle. — C'est une vésicule très grande, pouvant atteindre la dimension d'un œuf de dinde. La bulle, comme la vésicule, peut se terminer par la suppuration de son contenu.

Pustule. — On réserve le nom de *pustule* à un soulèvement de l'épiderme, rempli de pus, tantôt n'intéressant que les couches superficielles du derme, tantôt ses couches profondes. Une aréole rouge entoure la pustule. Ex.: variole, vaccine, impétigo.

Article II. — Lésions élémentaires secondaires.

Elles sont occasionnées par un traumatisme de la peau, ou bien simplement par une transformation des lésions élémentaires primitives.

1. Croûtes.
2. Excoriations.
3. Ulcérations.
4. Fissures, rhagades.
5. Cicatrices.

Croûtes. — Ce sont des concrétions plus ou moins dures, produites par la dessiccation sur la peau de sang, sérosité ou pus. Ex : eczéma, impétigo, syphilis.

Excorations. — Elles sont le résultat du grattage (gale, urticaire).

Fissures, rhagades (crevasses, gerçures). — Ce sont des plaies linéaires, siégeant souvent aux plis de la peau et au voisinage d'une muqueuse.

Les diverses lésions élémentaires primitives ou secondaires peuvent se combiner entre elles de façon à former des types tels que *papulo-croûteux*, *papulo-vésiculeux*, *papulo-squameux*, *pustulo-croûteux*, etc.

Article. III. — Affections de la muqueuse buccale.

Les affections de la muqueuse buccale peuvent se développer aussi bien sur la face interne des joues, des lèvres, sur les gencives, la voûte palatine, la langue; on peut les classer de la manière suivante :

1. *Affections pouvant se localiser à la muqueuse buccale.*

Stomatite ulcéro-membraneuse.
Stomatite pultacée.
Stomatite diphthéritique.
Stomatite gangréneuse (noma).
Stomatite aphteuse.
Stomatite du muguet.
Stomatite herpétique.
Tumeurs (adénomes, angiomes, épithéliomes, fibromes, lipomes, papillomes, sarcomes).
Tuberculose.
Eczéma.
Erythème.
Lèpre.
Lichen-plan.
Lupus.
Pustule maligne.
Xanthélasma.

II. *Affections exclusives à la muqueuse buccale.*
Hypertrophie congénitale des papilles.
Langue scrotale.
Langues lisses.
Langue noire.
Leucoplasie.
Glossites chroniques superficielles.
Desquamation marginée de la langue.

III. *Affections de cause générale.*
Stomatites des affections gastro-intestinales.
Stomatites des maladies infectieuses.
Stomatites des intoxications.

Les stomatites de cause locale, ainsi que les tumeurs et la tuberculose buccale ayant été décrites ailleurs (1), nous parlerons seulement des affections suivantes :

Eczéma. — L'eczéma est une affection prurigi-

(1) Voir Frey. *Traité de pathologie de la bouche* in *Manuel du chirurgien dentiste.*

neuse de la peau, caractérisée, dans sa *forme aiguë*, par la production de rougeurs diffuses, recouvertes de vésicules qui se rompent et suintent; une desquamation termine l'affection.

La *forme chronique* de l'eczéma envahit volontiers les muqueuses dermo-papillaires, aussi est-elle plus importante pour nous.

L'eczéma chronique est caractérisé par l'infiltration et l'épaississement du derme; la peau prend une couleur rouge sombre, piquetée de points d'un rouge plus vif; cette teinte ne disparaît jamais complètement par la pression. Les *placards* d'eczéma chronique sont toujours circonscrits, bien limités, et parfois le siège de poussées aiguës de vésicules et de suintement.

Aux lèvres, par exemple, il n'est pas rare, chez les strumeux, d'observer un eczéma à forme *lymphangitique*, survenu à la suite d'un coryza chronique et se traduisant par la tuméfaction de la lèvre supérieure; sur le bord libre des lèvres peut se développer une autre forme d'eczéma squameux, fissuraire ou humide, croûteux et accompagné de l'infiltration du derme.

Au niveau des muqueuses buccale et linguale, l'eczéma se traduit par une rougeur plus ou moins vive et des exulcérations très superficielles, s'accompagnant parfois d'une tuméfaction douloureuse.

Lèpre. — CAUSES. — La lèpre est une maladie infectieuse, caractérisée par le développement de néoplasies spécifiques qui peuvent intéresser toutes les parties de l'organisme, mais qui occupent surtout, soit les téguments en rapport avec l'air extérieur, soit les nerfs périphériques, et sont dues à la prolifération du *bacille de Hansen*. Cette maladie semble contagieuse, mais à un faible degré; on peut admettre, actuellement, qu'elle se transmet surtout de l'homme à l'homme, et quelquefois aussi par hérédité. Nullement éteinte, la lèpre pourrait très bien se répandre de nouveau en France, comme elle l'a fait au moyen âge, car le nombre des lépreux, venant des pays infestés chercher la guérison dans les grandes villes, augmente constamment.

Symptomes. — Après une période d'incubation, qui peut être considérable, la lèpre se manifeste sous deux formes principales, la *lèpre tuberculeuse* et la *lèpre anesthésique*. Cette dernière qui consiste surtout en troubles de la sensibilité (anesthésie), en atrophies, se combine souvent avec la lèpre tuberculeuse. Dans celle-ci, on voit se développer, sur des poussées d'érythème, des tubercules lépreux. De couleur rouge ou brunâtre, ils sont discrets ou confluents, souvent symétriques et variables dans leur évolution, qui peut aboutir tantôt à leur disparition, tantôt à leur suppuration avec ulcération (lèpre mutilante).

Les muqueuses, et en particulier la *muqueuse buccale*, restent rarement indemnes : des tubercules se développent dans toutes ses parties ; d'autres fois on observe une infiltration en nappe. Sur la face interne des joues l'on voit souvent des traînées opalines, analogues à celles des fumeurs. Sur la voûte palatine, c'est particulièrement la partie médiane qui est intéressée ; il s'y forme des saillies végétantes et aussi des ulcérations qui aboutissent parfois à une perforation.

La face dorsale de la langue peut être surmontée de fines saillies nodulaires, résistantes au toucher, lisses ou végétantes, d'un rose violacé.

Souvent les lésions y sont profondes : tubercules volumineux rappelant des gommes syphilitiques, susceptibles comme elles de se ramollir et de s'éliminer partiellement, en donnant lieu à de profondes pertes de substance ; d'autres fois, il s'agit de profondes dépressions, rappelant les plus intenses scléroses syphilitiques.

On a vu des exemples dans lesquels la langue, ainsi profondément sillonnée dans toutes les directions, était assez tuméfiée pour être empêchée dans tous ses mouvements. Le maxillaire peut être intéressé secondairement et devenir le siège de nécroses partielles.

Au voile du palais, les ulcérations lépreuses peuvent aboutir à des adhérences anormales, entraînant des déformations, comme dans la syphilis.

MARCHE. — Elle est caractérisée par une série de poussées aiguës, qui toutes contribuent à l'adynamie à laquelle succombe finalement le malade.

DIAGNOSTIC. — Il peut être épineux : dans ce cas, on pratiquera un examen bactériologique, qui seul pourra autoriser des conclusions positives, en révélant dans les parties malades l'existence du bacille de Hansen.

Lichen-plan. — Caractérisé par des *papules miliaires*, plus ou moins prurigineuses, jaunâtres, lisses, à contours polygonaux, le lichen-plan peut envahir la peau et les muqueuses, aux membres supérieurs, au cou, à la paume des mains.

Sur la muqueuse buccale, l'affection se révèle par des plaques blanches, ternes ou miroitantes, saillantes ou déprimées, dont la surface est parcourue par de fins sillons que limitent des papules. Ces plaques se rencontrent surtout à la face interne des joues, au niveau de l'interligne dentaire, où l'éruption ressemble à la raie blanche qu'aurait produite l'application d'un crayon de nitrate d'argent. Sur la langue, le lichen-plan occupe la face supérieure et les bords, où il se montre sous l'aspect de plaques opalines semblables à la leucoplasie, mais couvertes de papules indurées.

Causes. — L'étiologie de cette affection est ignorée.

Marche. — Elle guérit toujours.

Lupus. — Le lupus est une affection chronique de la peau et des muqueuses, de nature tuberculeuse, dans la plupart des cas.

Le *lupus vulgaire* s'étend assez souvent à la muqueuse nasale, aux gencives, à la voûte palatine, au voile du palais, quand ce sont les lèvres qui sont intéressées.

Symptomes. — Il y est caractérisé par un état finement granuleux des muqueuses, avec coloration rose jaunâtre. Les lésions sont tantôt superficielles, tantôt ulcéreuses et même phagédéniques. Ces petites saillies saignent au moindre contact. Parfois l'épithélium les recouvre d'un voile grisâtre, mais quand elles s'ulcèrent, il se forme de larges plaques rouge vif.

Le lupus des muqueuses peut guérir ou bourgeonner, devenir fongueux, produire des symphyses palato-pharyngées. Parfois il gagne le larynx, produisant des troubles de la déglutition. Le lupus de la langue est très rare.

Diagnostic. — Il peut se faire attendre, car l'inoculation aux animaux, dans les cas difficiles, permettra seule, si elle leur donne la tuberculose, de ne pas confondre un lupus des muqueuses avec une *ulcération cancéreuse, des syphilides ulcéreuses, des syphilomes en nappe.*

Langue scrotale. — Disposition congénitale de la langue, non rare et caractérisée par une exagération très forte de la profondeur des sillons qui parcourent la surface de l'organe. Ces sillons sont sinueux, à ramifications latérales, de sorte que la langue semble ravinée en tout sens, rappelant l'aspect du tégument des bourses, ou *scrotum*. Les papilles sont roses et saillantes ; il n'y a aucun trouble de la sensibilité.

Langues lisses. — Il y a deux catégories de faits dans la question des langues lisses :

1° Les lésions sont superficielles dans les *desquamations linguales*, soit qu'on les observe au cours de fièvres éruptives, de la syphilis (plaques fauchées), soit secondairement à une brûlure, ou dans certains états dyspeptiques.

L'enduit épithélial qui recouvre les papilles, a disparu, la langue est lisse, unie, d'un rouge rosé, sur lequel font saillie les papilles fongiformes. Les placards sont plus ou moins grands.

2° Lorsque les papilles elles-mêmes sont intéressées, et ont disparu en partie, il y a *dépapillation linguale*, syndrome qui ne s'observe que dans les glossites chroniques. La lésion est ou limitée comme dans la leucoplasie, ou étendue à tout l'organe, comme cela se voit pendant les cachexies, au cours des diarrhées prolongées ; dans ce cas, la muqueuse est lisse, sèche, luisante. La sensibilité est souvent altérée.

Purpuras. — On désigne sous le nom de *purpura* un symptôme, assez commun, qui relève de plusieurs entités morbides distinctes. Le terme, en lui-même, ne désigne pas autre chose qu'une *hémorragie de la peau*, lésion élémentaire, caractérisée par des *macules*, d'ordinaire symétriques dans leur distribution, discrètes ou confluentes, de la dimension d'un grain de mil, rosées, ne disparaissant jamais sous le doigt. Elles se produisent de préférence au niveau des orifices pilo-sébacés, sur les membres inférieurs, aux bras, sur le tronc rarement.

La durée de chaque macule est d'un septennaire ; elles disparaissent en passant par les teintes des ecchymoses en régression (bleu, vert, jaune).

Les hémorragies cutanées peuvent coïncider avec des symptômes internes, plus ou moins graves, fièvre, phénomènes généraux, hémorragies par diverses muqueuses, nasale, gingivale, stomacale, hématuries, hémoptysies.

Comme le purpura apparaît tantôt à l'état de manifestation isolée, tantôt à l'état d'épiphénomène, au cours des différentes affections, on l'a divisé en purpura *primitif* et purpura *secondaire*.

Les formes primitives comprennent les *purpura infectieux*, qui peuvent offrir une certaine gravité, revêtant alors l'aspect d'une fièvre typhoïde hémorragique, ou bien se traduisant par des poussées gangréneuses, d'un pronostic non moins grave. Des lésions articulaires viennent souvent compliquer la maladie.

Les formes secondaires sont très nombreuses. Leur énumération comprend, parmi les plus importantes :

1. *Purpura des maladies infectieuses* (mal de Bright, paludisme, fièvres éruptives, fièvre typhoïde à forme hémorragique, tuberculose).

2. *Purpura toxique* (iodure de potassium, copahu, etc.).

3. *Purpura des maladies de la moelle épinière.*

4. *Purpura scorbutique.* — Le *scorbut*, tantôt épidémique, tantôt sporadique, s'est toujours montré lié à une alimentation défectueuse ; dans tous les cas du scorbut, on relève la privation, pendant un certain temps, de végétaux frais, et toujours la maladie disparaît dès que les conditions d'alimentation se trouvent modifiées.

Le scorbut débute par des phénomènes d'abattement et de mélancolie, puis par des douleurs qui augmentent pendant les mouvements. Bientôt des hémorragies se produisent soit à la surface des muqueuses, des gencives en particulier, soit dans le tissu cellulaire sous-cutané. Les gencives se tuméfient et deviennent d'un rouge foncé, presque ecchymotique ; parfois leur tuméfaction est telle, que les dents sont complètement cachées par le boursouflement de la muqueuse ; ces fongosités saignent au moindre contact, et rendent la mastication impossible, ou du moins très pénible. On observe aussi de larges ecchymoses sur la voûte et le voile du palais ; l'haleine des malades est fétide ; la matière colorante du sang, mêlée à du tartre, recouvre les dents et une partie de la muqueuse buccale d'un enduit noirâtre ; des bulles, remplies de sang liquide, soulèvent l'épithélium et leur rupture est suivie d'hémorragies.

Sur les membres, les hémorragies cutanées peuvent atteindre la largeur de la main.

Des troubles généraux accompagnent ce purpura : respiration pénible, accès de dyspnée, petitesse du pouls, adynamie à laquelle les malades finissent par succomber.

Hémophilie. — Aux purpuras se rattache l'histoire de l'*hémophilie*.

Causes. — C'est une disposition héréditaire et congénitale aux ecchymoses et aux hémorragies.

Les auteurs qui se sont occupés de l'hémophilie insistent souvent sur le caractère familial de cette affection ; elle semble se transmettre de génération en génération, et cette hérédité est influencée par le *sexe*. En effet, tandis que les garçons d'une même famille sont presque tous atteints, les filles, au contraire, restent généralement indemnes. Chose curieuse, bien qu'elles soient peu sujettes à la maladie, les femmes possèdent à un haut degré la faculté de la transmettre à leurs fils. L'hérédité, dans l'hémophilie, saute souvent une génération.

C'est de la première à la vingtième année qu'apparaissent les premières manifestations de la maladie ; elles consistent en deux ordres de symptômes : hémorragies, troubles articulaires.

Les *hémorragies spontanées* se montrent sans cause appréciable, ou à la suite d'excitations diverses, émotions, accès de colère ; des prodromes peuvent être observés, céphalalgies, étourdissements, palpitations.

La muqueuse nasale est le siège de prédilection de ces hémorragies ; les gencives, le tube digestif, les poumons, les organes génito-urinaires viennent ensuite.

C'est par gouttelettes que le sang suinte, d'une façon continue, comme d'une éponge que l'on comprimerait, et cela pendant assez longtemps pour entraîner parfois la mort.

Les blessures les plus insignifiantes peuvent provoquer une hémorragie impossible à arrêter : l'extraction d'une dent, la vaccination, une piqûre de sangsue.

Plus une plaie est superficielle et plus dangereuse elle est ; le sang s'échappe en bavant, non par jets. Tantôt l'hémorragie devient fatale en un court espace de temps, tantôt elle entraîne une anémie intense.

Les *ecchymoses* et les *pétéchies*, soit spontanées, soit traumatiques, envahissent quelquefois tout un membre, le tronc, et amènent la mort. D'un rouge pourpre, elles sont indolores, puis disparaissent, en passant par les diverses couleurs des résorptions sanguines.

On peut voir survenir aussi des tumeurs, des bosses remplies de sang coagulé, que recouvre une peau noirâtre, et qui ne suppurent jamais.

Les *manifestations articulaires* se localisent surtout aux genoux, sur les coudes, les épaules ; dues à des épanchements de sang dans la synoviale, elles sont douloureuses, provoquent une tuméfaction intense qui peut en imposer pour une tumeur blanche, ou disparaître plus tard, non sans déformations, ni sans contractures.

Les causes directes de l'hémophilie sont parfaitement inconnues ; la seule constatation de quelque valeur qu'on ait faite, c'est un retard notable dans la coagulation du sang.

PRONOSTIC. — Il est des plus graves. Sur 152 garçons hémophiliques, 133 sont morts d'hémorragies avant leur vingtième année.

TRAITEMENT. — L'essentiel, c'est de s'abstenir, chez tout hémophilique, d'une intervention occasionnant une lésion superficielle surtout : applications de sangsues, extractions dentaires.

Les hémorragies, dans l'hémophilie, sont, en effet, des plus difficiles à arrêter; la compression est encore le moyen le plus efficace, toutes les fois qu'elle est applicable.

CHAPITRE II

MALADIES DES OS

ARTICLE Ier. — FRACTURES.

On les divise en deux grandes classes : les *fractures fermées*, c'est-à-dire celles dont le foyer ne communique pas avec l'extérieur, et les *fractures exposées*, appelées encore *fractures ouvertes, communicantes, à foyer ouvert*, c'est-à-dire celles dont le foyer communique avec l'extérieur, par une plaie des téguments.

Les *fractures par armes à feu* ne constituent qu'une variété des fractures ouvertes.

Bien que les fractures exposées soient plus graves que les fractures fermées, à cause des complications septiques possibles, la face des choses a changé du tout au tout depuis l'ère chirurgicale moderne ; le traitement seul soulève encore, dans certain cas, des discussions, qui font de cette question une des plus difficiles de la chirurgie. Nous envisagerons d'une façon générale l'étude des fractures, tant fermées qu'ouvertes.

ÉTIOLOGIE. — Laissant de côté les questions secondaires de l'âge, du sexe, et des professions, exposons le *mécanisme* des fractures. Elles peuvent être produites par des violences innombrables, mais qui consistent en des forces extérieures, et en des forces développées en nous dans le système musculaire. Dans le premier cas, la fracture est dite *par violence extérieure*; dans le second cas, *par action musculaire*.

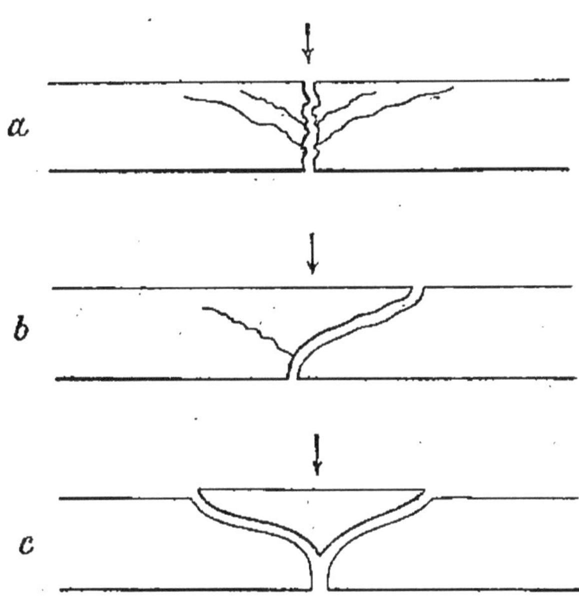

FIG. 30. — Types de fractures par flexion, d'après Messerer.

1. Les *violences extérieures* réussissent de deux façons à triompher de la résistance et de l'élasticité des os; tantôt la solution de continuité se fait à l'endroit même où a porté le traumatisme, *fracture*

directe ; tantôt l'os se brise plus ou moins loin du point frappé, *fracture indirecte, ou par contre-coup.*

a) Un choc, surprenant le corps à l'état de repos, produira une *fracture directe*, allant depuis la fracture incomplète (sous-périostée) jusqu'à l'écrasement total de l'os.

b) Les *fractures par cause indirecte* se font par les mécanismes les plus variés (fig. 30), par flexion sur un point d'appui, par exagération ou au contraire par redressement de courbure, par traction et arrachement ligamenteux, par torsion, par compression et écrasement par éclatement.

2. L'*action musculaire* joint son influence à celle de la violence extérieure, ou bien transforme le membre en une tige rigide, qui permet la transmission de la puissance en un point éloigné de l'application.

ÉTUDE CLINIQUE. — Toute fracture présente deux sortes de signes :

1° Des signes propres à chaque variété de fracture. Ex. les fractures des maxillaires (1).

2° Des signes communs à toutes les fractures, quel qu'en soit le siège.

a) *Signes sensibles*. — Ils suffisent souvent à établir le diagnostic ; on en compte trois.

La *déformation* dépend du déplacement des fragments de la tuméfaction des parties molles et des épanchements sanguins ; elle se révèle à la vue, et au toucher, est moins constante dans la fracture d'un os plat que dans celle des os longs.

La *mobilité anormale* a une valeur pathognomonique, mais elle manque dans la fracture de

(1) Voir Léon Frey : *Pathologie des dents,* in *Manuel du chirurgien dentiste.*

beaucoup d'os courts, dans les cassures sous-périostées.

La *crépitation* est la sensation que l'on perçoit au toucher, et quelquefois à l'oreille, lorsque les surfaces fracturées frottent l'une contre l'autre.

Ces signes peuvent manquer tous les trois, dans des cas rares.

b) Signes rationnels. — Au nombre de trois aussi, ce sont :

L'*impotence fonctionnelle*, de valeur secondaire, car elle existe dans la contusion simple.

La *douleur localisée*, elle a une grande valeur, lorsqu'elle peut être provoquée en un point où le traumatisme n'a pas porté. Toute douleur vive à la pression, éprouvée dans ces conditions précises, indique certainement une fracture en ce point.

L'*ecchymose tardive*, apparaissant plusieurs jours après le traumatisme, et persistant longtemps, a une certaine importance.

ANATOMIE PATHOLOGIQUE. — On a décrit une grande variété de fractures; une division s'impose tout d'abord : tantôt la fracture est *incomplète*, tantôt elle est *complète*.

A. *Fractures incomplètes.* — Ce sont celles où la continuité osseuse n'est que partiellement interrompue, le morceau séparé par le traumatisme restant en continuité de tissu avec l'os auquel il appartient. Citons parmi les types de fractures incomplètes les *fissures*, les *fêlures*, les *inflexions*, les *courbures traumatiques accidentelles*.

B. *Fractures complètes.* — L'os est divisé complètement en deux ou plusieurs *fragments* petits ou gros; l'arrachement de la tubérosité tibiale, les fractures de l'épitrochlée rentrent dans cette variété.

Beaucoup plus fréquentes que les fractures incomplètes, elles présentent de nombreux types que l'on peut classer d'après la *direction du trait de fracture* (transversale, avec ou sans dentelure, oblique, spirale, longitudinale), d'après le *nombre et le volume des fragments*; lorsque l'os est divisé en un grand nombre de petits morceaux, on dit fracture avec *esquilles*, ou *comminutive*, d'après le *nombre des os fracturés*.

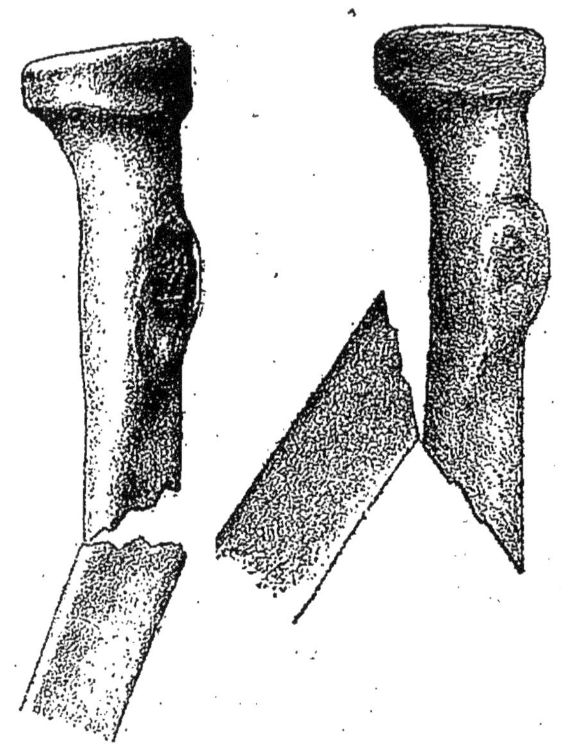

Fig. 31 et 32. — Schéma des déplacements des fragments, figure 31, déplacement angulaire; figure 32, chevauchement des fragments (Rieffel).

Au point de vue de leur *situation respective*, les fragments ont fait diviser les fractures en fractures *avec ou sans déplacement* (fig. 31 et 32).

Enfin, il faudrait étudier aussi l'*état des parties molles*, ou *foyer* de la fracture; nous avons dit que la communication ou non du foyer avec l'extérieur était importante (*fractures fermées* et *fractures exposées*) (fig. 33). Dans les premières, les lésions portent sur le périoste (les fractures sous-périostées sont plus rares qu'on ne le pense), sur les muscles, la moelle osseuse et les tendons ; ces désordres sont tout à fait secondaires.

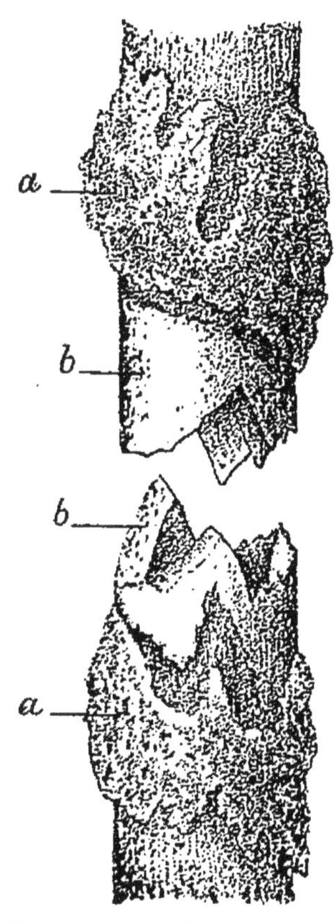

Fig. 33. — Fracture ouverte. Nécrose des fragments (d'après Bruns).

Évolution d'une fracture. — La *consolidation* d'une fracture s'effectue par un processus sensiblement identique ; on donne le nom de *cal* à la cicatrice définitivement constituée entre les fragments d'un os fracturé, en même temps qu'au processus qui amène la régénération osseuse.

Anatomiquement, l'expérimentation sur les animaux a montré que, pour arriver à consolidation complète, une fracture passe par les quatre périodes suivantes :

La *formation du cal cellulo-fibreux*, la *formation du cal fibro-cartilagineux*, la *formation du cal osseux provisoire*, la *formation du cal définitif.*

En dépit de quelques divergences secondaires, les auteurs admettent que tous les tissus prennent part à la formation du cal ; le périoste joue le principal rôle, à lui seul il pourrait même remplacer toutes les autres sources d'ossification. La moelle s'ossifie aussi plus ou moins au niveau de la fracture ; enfin, la substance osseuse, proprement dite, concourt à la formation du cal par les éléments médullaires contenus dans les canaux de Havers.

Cliniquement, on assiste à la disparition progressive de la douleur, de l'œdème, des extravasats sanguins, jusqu'à la disparition de la mobilité anormale. La rapidité de la consolidation est, toutes choses égales d'ailleurs, subordonnée au volume de l'os fracturé, à l'âge des sujets, à l'état anatomique de la fracture.

Des phénomènes cliniques nouveaux se montrent souvent après consolidation, en particulier des *œdèmes* plus ou moins rebelles, des *atrophies musculaires*, des *raideurs articulaires*.

Article II. — Maladies microbiennes des os.

Sous les noms de *carie*, *nécrose*, on décrivait autrefois toutes les maladies inflammatoires des os.

Les progrès de l'histologie précisèrent les lésions ; l'ostéite, la myélite, l'ostéomyélite, les tumeurs osseuses furent étudiées séparément ; il fallut l'application des données bactériologiques pour classer les diverses *ostéites*, non plus d'après leur lésion, mais d'après leur agent pathogène.

La pathologie osseuse n'est que le reflet de la pathologie générale ; aussi, de même que dans les autres tissus de l'économie, nous rencontrons des causes semblables ; le bacille de la tuberculose créera les ostéites tuberculeuses, le staphylocoque, les ostéomyélites, la syphilis, les ostéites syphilitiques, Si l'on ajoute les tumeurs et les intoxications, on voit que l'on peut dresser des ostéites le tableau suivant :

1re classe: Maladies parasitaires.	*Ostéomyélite.* *Tuberculose.* *Actinomycose.* *Syphilis.*

2e classe : intoxications chimiques. (Voy., p. 133 et 136.)	*Phosphorisme.* *Hydragyrisme*
3e classe : Troubles trophiques des os (Voy. *Rachitisme*, p. 165.)	Rachitisme. Ostéomalacie. Hypertrophie.
4e classe : Néoplasmes des os. . . (Voy. *Tumeurs*, p. 117.)	Ostéome. Ostéosarcome. etc.

Nous étudierons ici le groupe des *ostéomyélites* et des *tuberculoses osseuses*.

§ 1er. — *Ostéomyélites.*

Ce nom doit désormais remplacer celui d'*ostéites*, voici pourquoi : la moelle osseuse est un organe moitié sanguin, moitié lymphatique, qui baigne complètement l'os. Etant donnée une infection quelconque du tissu osseux, elle se localisera surtout dans la moelle, et c'est toujours là que prédomineront les lésions, en vertu précisément de son pouvoir phagocytaire.

Si l'on recherche à quelles variétés microbiennes peuvent être rapportées les ostéomyélites, on trouve mentionnés des microbes très divers : staphylocoques, streptocoques, pneumocoques, bacille d'Eberth, associés ou non.

De plus il faut signaler les ostéomyélites de la variole, rougeole, scarlatine, grippe, blennorragie, rhumatisme, lèpre, morve.

La caractéristique de toute ostéomyélite réside surtout dans l'évolution lente, insidieuse, à retours offensifs, et dans le retentissement de l'affection sur l'état général et l'accroissement de l'os atteint.

C'est surtout à l'époque de la croissance que l'on observe l'*ostéomyélite commune*, celle qui est due, dans l'immense majorité des cas, à l'envahissement de l'os par le staphylocoque. La vascularisation osseuse qui caractérise cette époque du développement des os permet de comprendre pourquoi les sujets sont atteints en général avant l'âge de 20 ans.

Le staphylocoque profite de toute solution de continuité du tégument externe pour pénétrer jusqu'à l'os, impetigo, ulcérations des fosses nasales, furoncles, etc. Le surmenage physique, le traumatisme, un état d'affaiblissement, quel qu'il soit, de l'organisme font le reste, et déterminent la localisation osseuse.

Les os longs sont plus souvent frappés, mais il n'est pas d'os jouissant d'une immunité spéciale. C'est, sur l'épiphyse, c'est-à-dire au point d'accroissement du tissu osseux, que le staphylocoque va coloniser et déterminer des lésions tantôt restreintes, tantôt très étendues, sans qu'on puisse en donner la raison.

La moelle osseuse révèle, la première, l'infection, c'est une *médullite centrale*; le pus se forme bientôt et vient former une collection suppurée sous le périoste. Consécutivement, des altérations secondaires se produisent, sur les cartilages diarthrodiaux, l'articulation voisine peut s'infecter par voisinage. La lésion osseuse aboutit à la *nécrose* (fig. 34), c'est-à-dire à la mortification ou gangrène du tissu osseux, dont le résultat est la formation d'un *séquestre osseux*, qui peut, à son tour, être résorbé, ou persister indéfiniment, entretenant la suppuration de la région. Les lésions se réparent en même temps, la moelle fait de l'os, comme elle a fait du pus, il se développe une *ostéite condensante*, à laquelle participent plus tard tous les éléments de l'os, périoste, tissu compact, tissu médullaire.

Symptomes. — L'infection de l'os s'annonce tout d'abord par de la *douleur* : très vive, continue, elle est attribuée à du rhumatisme, à une chute, etc. Au même point que la douleur, c'est-à-dire à l'union

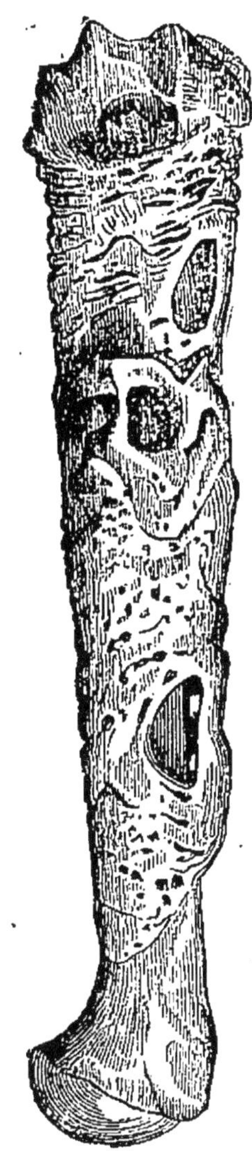

Fig. 34. — Cas de nécrose du musée Dupuytren.

La presque totalité de la diaphyse de l'humérus est modifiée. L'os nouveau est complètement solide. On voit les *cloaques*, ouvertures qui laissent entrevoir le grand sequestre invaginé mobile, libre dans la cavité de l'os nouveau.

de la diaphyse et de l'épiphyse apparaît bientôt le

gonflement, vaguement limité ; à son niveau, la peau est œdématiée et sillonnée de veines sous-cutanées.

A cette époque, la palpation est des plus difficiles, en raison des douleurs, dont elle parvient à localiser le maximum à l'union de la diaphyse et de l'épiphyse osseuses.

L'état général témoigne de l'infection : courbature, agitation, 40°, pouls rapide ; le malade donne l'impression première tantôt d'un typhique, tantôt d'un rhumatisant.

L'*abcès sous-périosté* se forme alors, parfois avec une rapidité foudroyante ; une main exercée peut arriver à percevoir la *fluctuation*, profonde, du pus.

La suppuration peut devenir superficielle, la peau rougit, se tuméfie de plus en plus. Spontanée ou chirurgicale, l'ouverture de l'abcès permet alors d'explorer l'os ; un stylet, introduit par la *fistule*, tombe sur une *surface osseuse dénudée*, rugueuse, irrégulière. Si l'on n'intervient pas, le plus souvent le malade s'épuise, sous l'influence de la fièvre, de la suppuration ; il succombe à la phlébite, à l'infection purulente, aux embolies, à la péricardite, etc. Si le malade guérit, l'adolescent est exposé plus tard à des nécroses, des suppurations prolongées.

Au début le diagnostic est difficile : à voir l'état général, on pense à une fièvre typhoïde, tandis que l'état local fait croire à du rhumatisme, à de la tuberculose, à un ostéosarcome, tumeur non rare dans l'adolescence.

VARIÉTÉS. — Il existe de nombreuses variétés de l'ostéomyélite de la croissance, ce sont :

1° L'*infection osseuse prolongée* ;

2° Les *infections osseuses atténuées*, comprenant les *ostéalgies simples*, la *fièvre de croissance*, l'*ostéopériostite à forme rhumatismale*, l'*ostéomyélite chronique d'emblée* ;

3° Les *ostéomyélites à microbes, autres que le staphylocoque* (streptocoque, coli-bacille, pneumocoque, bacille d'Eberth, etc.).

Traitement. — La trépanation de l'os s'impose dès que l'affection est reconnue.

§ 2. — *Ostéite tuberculeuse.*

Le caractère infectieux de la tuberculose des os n'est connu que depuis peu d'années ; rangée autrefois sous la dénomination de *carie,* elle est reconnue aujourd'hui comme la localisation sur le tissu osseux du bacille découvert par Koch en 1882. Tous les os ne sont pas pris avec la même fréquence : les vertèbres, les os des membres, le sternum et les côtes, le rocher sont plus fréquemment atteints que d'autres.

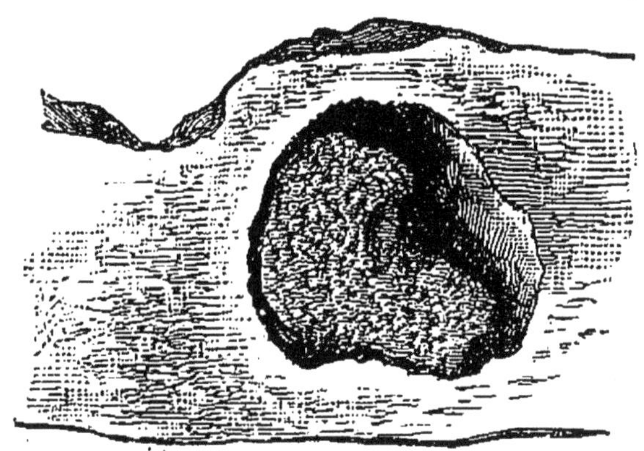

Fig. 35. — Ostéite tuberculeuse avec sequestre libre invaginé contenu dans une cavité éburnée. Nécrose centrale du calcanéum (Poulet et Bousquet).

De même que dans l'infection staphylococcienne, il s'agit d'une médullité initiale ; puis des tubercules enkystés ou infiltrés se développent, donnant naissance à l'abcès (fig. 35).

Au lieu de nous en tenir à des généralités, nous

choisirons comme type de description la *tuberculose des vertèbres*, décrite par Pott au XVIIIe siècle, d'où le nom de *mal de Pott*, sous lequel on la désigne.

Mal de Pott. — C'est, de toutes les affections de la colonne vertébrale, la plus fréquente.

DÉFINITION. — Anatomiquement on peut la définir : une infection tuberculeuse des corps vertébraux ; cliniquement, le mal de Pott est caractérisé par trois grands symptômes qui sont *une gibbosité, des troubles paralytiques, des abcès.*

SYMPTOMES. — La douleur est en général le premier signe, elle se révèle et s'exagère par la pression sur les apophyses épineuses ; le malade est souvent entouré d'une ceinture douloureuse.

A ce moment, les masses musculaires des gouttières vertébrales présentent une résistance toute spéciale, les tissus sont moins souples, la peau plus tendue qu'ailleurs, il y a de la *contracture* réflexe. Si l'on ordonne au malade (presque toujours il s'agit d'un enfant) de ramasser un objet, on le voit fléchir les genoux, appuyer les mains sur ses cuisses, puis s'accroupir, évitant ainsi d'infléchir la colonne vertébrale.

Le premier grand symptôme apparaît : la *gibbosité*. Contrairement à la bosse latérale du rachitisme (scoliose), elle est ici médiane et angulaire.

Au-dessus et au-dessous de la gibbosité, le rachis présente des *courbures de compensation*. Les *troubles paralytiques* sont dus à la *compression de la moelle épinière* : démarche hésitante, plus tard impossible ; l'enfant est cloué au lit, les jambes inertes, partiellement ou totalement paralysées, amaigries, recouvertes d'une peau sèche, rugueuse. Flasque d'abord, la *paraplégie* peut devenir spasmodique ; les membres inférieurs sont raidis, les sphincters se relâchent.

Tardivement peuvent survenir les *abcès*. Tantôt ils restent localisés au voisinage de la lésion osseuse (région dorso-lombaire), et comme c'est en avant qu'ils font saillie, on ne peut toujours les percevoir à travers la paroi abdominale; tantôt ils voyagent (abcès migrateurs), et, suivant les traînées celluleuses qui enveloppent la colonne vertébrale, viennent apparaître, un beau jour, dans le canal crural, ou dans la région fessière. Souvent l'abcès se présente avec deux poches remplies de pus, l'une est au haut de la cuisse, l'autre dans la fosse iliaque; on se renvoie la fluctuation de l'une à l'autre.

Indolent, chronique, l'*abcès par congestion* passe quelquefois inaperçu.

Une variété très intéressante de la tuberculose vertébrale est le *mal de Pott sous-occipital*, ou infection tuberculeuse des deux premières vertèbres cervicales et des condyles occipitaux, ainsi que des articulations intermédiaires. Le voisinage du bulbe rachidien explique sa gravité.

Le malade ressent d'abord des douleurs dans la région sous-occipitale ; aussi l'immobilisation, par contracture réflexe, de la nuque est-elle très précoce. C'est le *torticolis* (1), torticolis spécial, dans lequel le malade maintient sa tête droite et immobile : quand il veut regarder à droite ou à gauche, il meut le

(1) On désigne sous le nom de *torticolis* une attitude vicieuse de la tête qui est inclinée sur une épaule, avec rotation du menton du côté opposé. Accessoirement il peut s'y joindre des troubles de la vue, une asymétrie de la face.

Aigu, le torticolis est dû à une contracture du muscle sterno-cleido-mastoïdien sous l'influence de phlegmon, arthrite rhumatismale de la région.

Chronique, il reconnait pour cause le mal de Pott sous-occipital, une brûlure ancienne, ou une affection primitive des muscles de cette région.

tronc tout d'une pièce, ou bien tourne les yeux; lorsqu'étant couché il veut changer la tête de place, il la saisit entre ses deux mains, afin d'éviter le moindre mouvement.

En même temps se révèlent des signes trompeurs d'*angine* ou d'*abcès rétro-pharyngien chronique*. L'exploration du pharynx montre la présence d'une zone douloureuse, et d'un empâtement des tissus prévertébraux.

De fait apparaît parfois un abcès rétro-pharyngien.

On sait la fréquence des *luxations des corps vertébraux* les uns sur les autres, surtout des luxations en avant de l'atlas sur l'axis. Aussi les phénomènes de compression du bulbe peuvent se manifester brusquement; si l'apophyse odontoïde vient, au cours d'une luxation de l'atlas, piquer la face antérieure du bulbe, le malade meurt subitement. Les troubles sont graduels, le plus souvent : paralysies des membres supérieurs, gêne dans la déglutition, la phonation et la respiration.

Le mal de Pott ordinaire est beaucoup moins grave; souvent même les malades continuent à vivre, lorsque la paraplégie est arrivée à la période de raideur.

ARTICLE III. — RACHITISME.

Le rachitisme est une dystrophie constitutionnelle des os, maladie chronique, débutant ordinairement vers le *sixième mois* de la vie et caractérisée par du *gonflement*, des *déformations* et du *ramollissement des os*.

CAUSES. — Sa nature intime est inconnue; les lésions d'ostéite spéciale, qu'on observe dans le tissu osseux des rachitiques, sont probablement dues à une *intoxication*, favorisée par une *alimentation défectueuse*, facteur que l'on observe à l'origine de presque tous les cas de rachitisme.

Description. — Avant les déformations du squelette, apparaissent souvent des phénomènes *prodromiques* : troubles digestifs répétés, modifications de l'état nerveux : l'enfant change de caractère, devient grognon, pleure sans motif. Quelquefois il existe une sorte d'hyperesthésie générale qui se traduit par des cris douloureux, quand on veut soulever l'enfant, le prendre dans ses bras.

Bientôt apparaît la déformation lente et progressive des os.

Crâne (fig. 36). — Il présente une énorme augmentation de volume, mais qui ne porte pas sur tous les diamètres ; le *front olympien* est caractérisé par la largeur du front, bombé, presque carré.

Le *crâne nâtiforme* est dû au développement des deux bosses des pariétaux; ceux-ci sont très écartés l'un de l'autre par une gouttière, la suture sagittale. En effet, tandis qu'à l'état normal, les sutures et les fontanelles se ferment peu après la naissance, chez le rachitique leur *ossification* est *retardée*. Il n'est pas rare d'observer un véritable *ramollissement* des os du crâne, pouvant aboutir aux lésions du *crânio-tabes*.

Face. — Le *maxillaire supérieur* est allongé en pointe; son diamètre transversal postérieur est rétréci, la *voûte palatine* prend la forme d'une *ogive*, d'où rétrécissement du nez. Le *rebord alvéolaire* est projeté en avant, de sorte que le bord libre des dents supérieures dépasse énormément celui des dents inférieures, la zone alvéolaire est séparée du reste de l'os par un sillon.

Le *maxillaire inférieur* devient carré, d'où rejet en dedans du bord alvéolaire sur lequel l'implantation des dents, au lieu d'être verticale, se dirige en dedans, si bien que les dents, trop serrées, chevauchent les unes contre les autres.

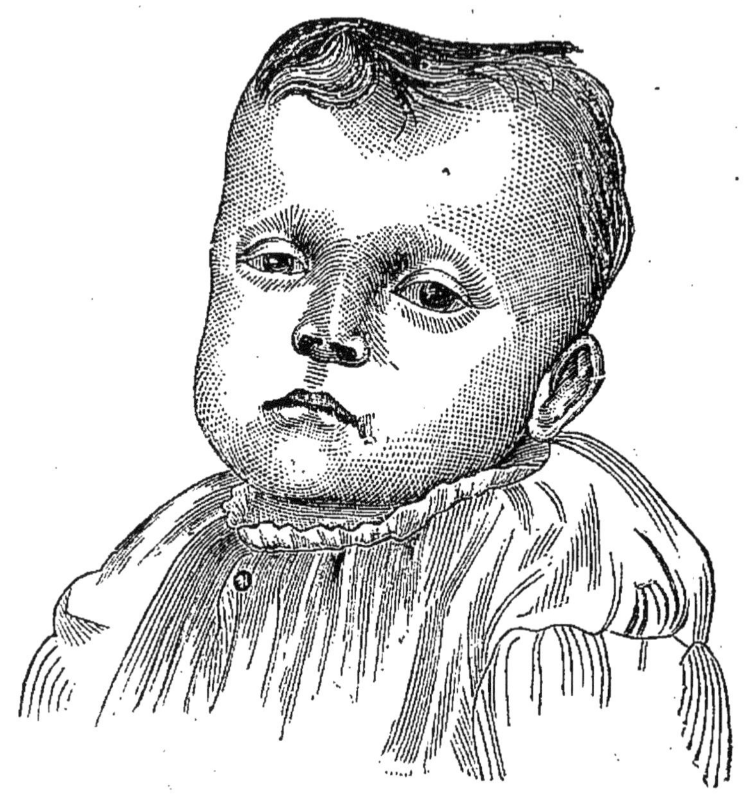

Fig. 36. — Crâne nâtiforme. Tête d'un enfant rachitique. (Taylor).

L'évolution dentaire est troublée :

1° L'éruption des dents est *tardive*, *irrégulière* ;

2° Les dents sont *très vulnérables* et sont le siège d'*érosions* ;

a. Sur les dents de lait, l'émail est insuffisant, elles sont jaunes, friables, tombent facilement ;

b. En même temps, les germes des dents permanentes souffrent dans leurs alvéoles ; la couche de dentine cessant de se développer, les dents offriront des érosions cupuliformes, linéaires sur les incisives, cuspidiennes sur les molaires et les canines. Ces dents érodées sont, elles aussi, très vulnérables (1).

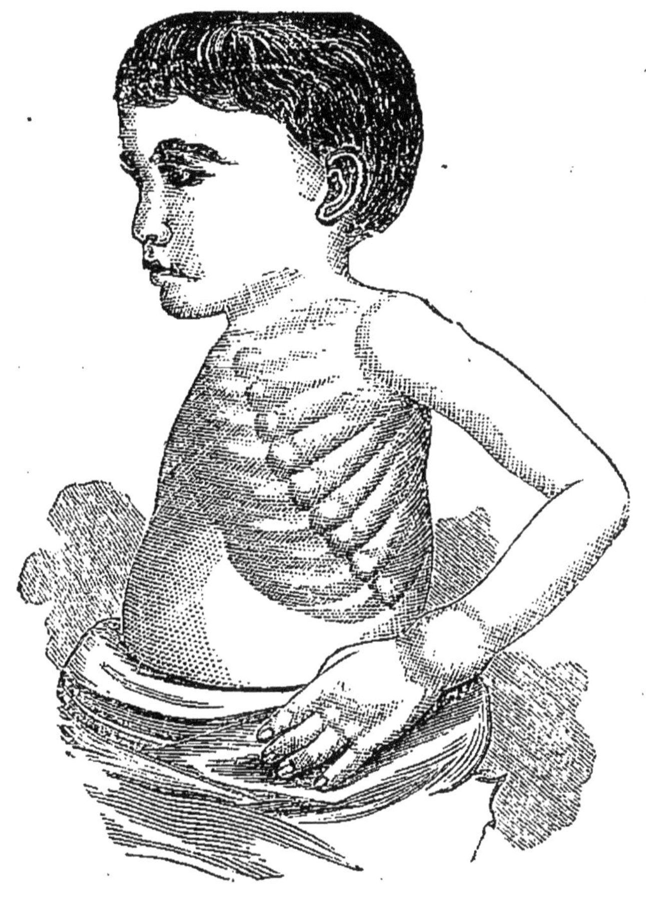

Fig. 37. — Déformations caractéristiques de la tête, des côtes en chapelet et du radius dans le rachitisme. (S. Lewis Smitt).

Thorax (fig. 37 et 38). — L'extrémité antérieure des côtes offre des nodosités, les articulations chondro-costales forment un angle saillant (*chapelet rachitique*), les fausses côtes sont projetées en dehors, le sternum en avant (*poitrine de poulet*); aussi la respiration est haletante (*tirage des rachi-*

(1) Voy. Frey : *Pathologie des dents*, in *Manuel du chirurgien dentiste.*

tiques) et le malade est *prédisposé aux affections cardio-pulmonaires*.

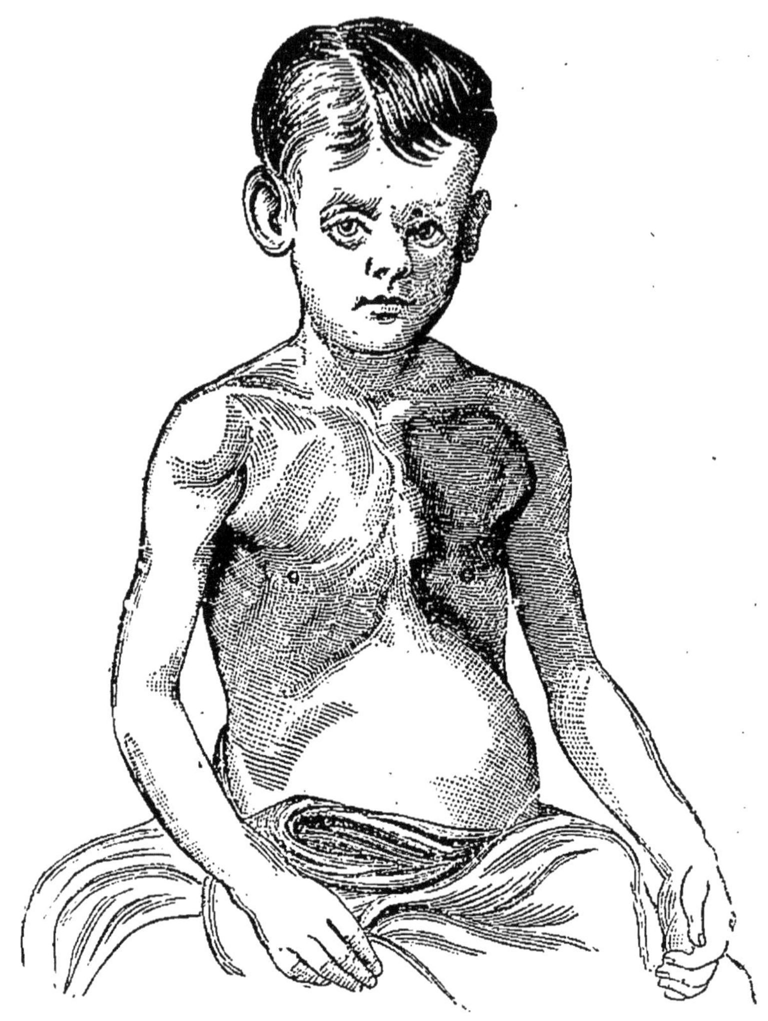

Fig. 38. — Difformités de la poitrine dans le rachitisme.

Colonne vertébrale. — Le ramollissement du tissu osseux n'y est pas constant ; c'est dans la région dorsale qu'il atteint son maximum, d'où *bosse dorsale*, due en réalité à une triple déviation, dans un plan transversal (*cyphose*), dans un plan antéro-postérieur (*scoliose*), enfin, autour de l'axe du rachis.

La gibbosité antérieure due aux déviations des côtes, et la gibbosité postérieure réalisent l'image du polichinelle à deux bosses.

Membres (fig. 39 et 40). — Les os de la jambe se tuméfient et se courbent les premiers; les altérations intéressent aussi les épiphyses, gonflées aux condyles fémoraux, aux têtes du tibia et du péroné. De même le poignet est gros, épaissi : ces nouures font dire que l'enfant rachitique a les membres « noués ». Les déformations les plus accentuées réalisent les types du *bancal* (courbure des cuisses) et du *cagneux* (genoux rapprochés).

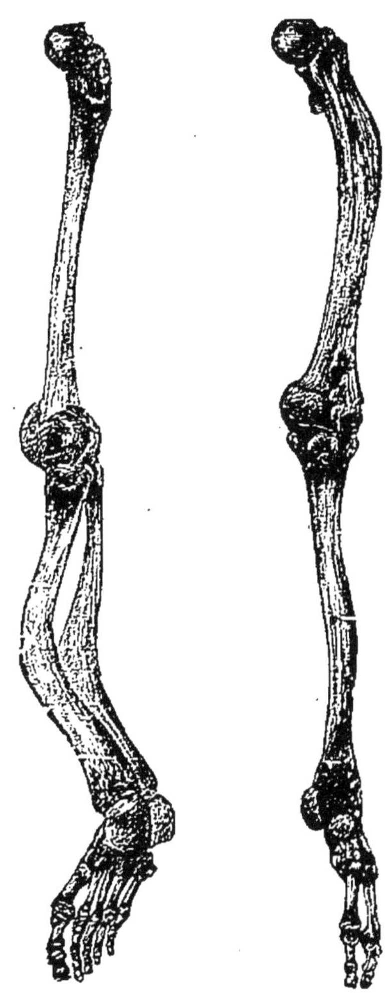

Fig. 39 et 40. — Déformations rachitiques du fémur, du tibia et du péroné (Wood Museum).

L'*état général* est toujours mauvais : amaigrissement, pâleur, apathie, fréquence des convulsions et des troubles digestifs, tels sont les principaux symptômes concomitants des lésions osseuses. Quelques-uns ne sont pas spéciaux à l'affection, notamment la mégalosplénie, la polyadénie, l'état anémique.

Le rachitisme, sauf *complications* (cachexie rachitique, choléra infantile, broncho-pneumonies, tuberculose) finit toujours par guérir, après un temps variable (de 8 mois à 2 ans).

Il laisse souvent des déformations, dont les plus graves sont celles du *thorax*, à cause des troubles cardio-pulmonaires, et, chez la femme, celles du *bassin* (rétrécissements), offrant à l'accouchement un obstacle qui nécessite souvent une opération (symphyséotomie).

CHAPITRE III

MALADIES DES ARTICULATIONS

ARTICLE Ier. — LUXATIONS.

On donne le nom de *luxation* à tout déplacement permanent, partiel ou complet, des surfaces articulaires. L'écartement direct par diastasis, diduction, rentre dans cette définition.

On divise les luxations en deux grandes classes : les *luxations acquises* ou développées après la naissance, et les *luxations congénitales* dont la production a été intra-utérine.

Nous ne nous occuperons que des premières.

Elles comprennent les *luxations traumatiques* et les *luxations symptomatiques* d'une altération organique antérieure de l'articulation (tuberculose articulaire, hydarthrose, arthropathies).

CAUSES. — Il y a un choix dans les articulations : une luxation se fera plus volontiers sur une jointure dont les mouvements sont très étendus, et qui est commandée par des muscles puissants.

Les luxations profitent encore d'une hydarthrose, de la rupture d'un muscle pour se faire.

Elles sont généralement déterminées par deux grandes causes, les *violences extérieures* et la *contraction musculaire*.

Impulsion directe, impulsion à angle, impulsion par rotation, tels sont les trois modes d'agir des violences extérieures quand elles s'exercent directement. Mais elles provoquent souvent une luxation à distance : une chute sur le coude déterminera une luxation de l'épaule, c'est un acte de violence extérieure indirecte.

La contraction musculaire intervient dans certaines luxations, surtout dans celles de la mâchoire (vomissement, bâillement), plus rarement à l'épaule. A cette variété de luxation se rattachent les *déplacements volontaires* (luxation volontaire du grand os du carpe).

SYMPTOMES. — Le siège des luxations est peu intéressant ; toutes les articulations peuvent se luxer mais avec des chances variables.

On dit la luxation *incomplète* quand les surfaces articulaires se touchent encore ; *complète*, quand elles ont perdu tout contact immédiat.

Signes. — Ceux auxquels le malade attache le plus d'importance sont :

La *douleur*, vive au début, s'exaspérant par les mouvements du membre ;

La *gêne des mouvements* constituant un symptôme important ;

L'*impotence fonctionnelle*, très variable.

L'observateur constate parfois des signes de contusion, du gonflement, une ecchymose, mais les signes certains sont tirés de l'examen et de la recherche des surfaces articulaires. Dans la luxation de l'épaule, par exemple, le moignon est aplati, et dans le creux de l'aisselle, on trouve une boule qui n'est autre que la tête déplacée de l'humérus. D'une façon générale on se guide sur la forme des jointures, le déplacement d'un pli articulaire, la transformation des saillies en méplats, et inversement.

L'inspection, la palpation, l'étude des mouvements provoqués seront donc d'un grand secours. Il faudra toujours comparer avec l'articulation correspondante du côté sain.

La diaphyse de l'os luxé sera mesurée, sa direction sera déterminée (coude), et de ces renseignements pourra se déduire la luxation et même sa variété.

Les *complications* des luxations sont représentées par la contusion, les fractures, les blessures des vaisseaux et des nerfs, les plaies des téguments, l'ouverture de la jointure, son inflammation.

Article II. — Arthrites.

C'est un terme qui sert à désigner toute inflammation d'une jointure, sans rien préjuger de sa nature.

Un traumatisme portant sur une articulation déterminera une *arthrite traumatique*, sans qu'il y ait cependant d'inflammation à proprement parler, c'est-à-dire sans aucun rôle joué par un agent pathogène.

L'*hydarthrose traumatique*, l'hydarthrose de certains *rhumatismes chroniques*, etc., ne sont donc pas des manifestations inflammatoires articulaires, celles que nous voulons précisément décrire ici.

S'il est vrai que toute maladie infectieuse peut se compliquer de manifestations du côté des jointures, les *arthrites*, appelées encore *pseudo-rhumatismes infectieux*, sont surtout l'apanage de quelques-unes d'entre elles, de la *blennorragie*, de la *pyohémie*, de la *scarlatine*, da la *syphilis*.

On les rencontre aussi, mais beaucoup plus rarement au cours de la pneumonie, de la diphtérie, de la variole, de la rougeole, de la dysenterie, de la grippe, des oreillons, de la morve.

Les *arthrites de la tuberculose*, appelées *tumeurs blanches*, présentent des lésions spécifiques si différentes de celles des pseudo-rhumatismes qu'elles constituent un groupe à part (voy. *Tuberculose*, p. 67).

L'érysipèle, la blennorragie, la pneumonie sont à peu près les seules maladies infectieuses dont le germe spécifique ait été retrouvé dans la jointure atteinte.

Dans la blennorragie, on compte les cas où le gonocoque a été isolé du pus d'arthrites blennorragiques. Quelquefois, en revanche, on en a retiré des microbes associés, staphylocoques, streptocoques.

Le pneumocoque a été plus souvent extrait d'une arthrite au cours de la pneumonie.

Enfin, le streptocoque, à l'état pur, ou associé à des staphylocoques, est loin d'être rare dans les arthrites des érysipélateux.

Il est facile d'expliquer par quelle voie le microbe peut s'introduire dans la jointure ; c'est par la voie lymphatique ou même par les vaisseaux sanguins.

Inoculons dans la veine d'un lapin la culture d'un microbe pyogène et déterminons un traumatisme articulaire, le microbe en circulation viendra coloniser dans la jointure contusionnée, et y déterminer un foyer de suppuration.

Il n'y a que deux explications à donner de l'absence d'agents microbiens dans une arthrite infectieuse : ou bien ils ont disparu quand on pratique l'examen du liquide articulaire, ou bien l'arthrite est produite non plus par l'agent pathogène, mais par ses toxines. Si l'on admet, par exemple, que la diphtérie peut se compliquer d'arthrites, il est clair qu'on ne doit jamais retrouver le bacille de Lœffler dans la synoviale, puisque jamais il ne se généralise.

Les pseudo-rhumatismes infectieux, quelque soit leur agent pathogène, produisent toute une série de troubles communs.

Ce qui montre bien le peu d'autonomie des pseudo-rhumatismes infectieux, et qu'ils sont sous la domination seule de l'infection préexistante, c'est qu'on ne rencontre jamais, dans les antécédents du malade, les stigmates ordinaires de l'arthritisme (épistaxis, hémorrhoïdes, migraines, lithiase, asthme).

L'infection attaque *une seule articulation,* ou tout au plus deux ou trois articulations sont prises, mais la règle est l'infection monoarticulaire. D'autre part chaque pseudo-rhumatisme a ses jointures préférées : ainsi la blennorragie affectionne le poignet, le genou, l'articulation sterno-claviculaire; le pneumocoque se localise plus volontiers sur l'épaule ; la scarlatine a une prédilection pour les petites jointures des doigts. L'évolution des arthrites varie, elle aussi, avec l'agent pathogène ; à tendances plastique et ankylosante dans la blennorragie, l'arthrite change d'aspect quand s'y mêle le streptocoque pur ou associé; elle présente alors les allures des septicémies, avec tout le cortège des phénomènes généraux graves.

S'agit-il du pneumocoque, du bacille d'Eberth, l'inflammation de la jointure évoluera alors sans grand fracas, guérissant parfois spontanément, à la façon des pleurésies et des péritonites pneumococciques.

Le type d'arthrite le plus souvent observé est dû au gonocoque, nous pouvons donc le choisir comme exemple. Les observations cliniques nombreuses de « rhumatisme blennorragique » peuvent être rangées dans les six variétés suivantes :

1° Forme *arthralgique*, caractérisée uniquement

par des douleurs spontanées, ou réveillées par la pression au niveau de la jointure atteinte (articulations du cou de pied, sterno-claviculaire, temporo-maxillaire);

2° *Hydarthrose* (surtout le genou), due à un épanchement séreux dans la synoviale;

3° *Polyarthrite subaiguë*, dans laquelle plusieurs articulations sont douloureusement touchées;

4° *Monoarthrite aiguë* ankylosante, laquelle peut être une terminaison de la deuxième forme. La jointure peut conserver une raideur qui paralyse son fonctionnement;

5° *Arthrite blennorragique purulente.* — Elle est rare. Souvent on trouve dans la sérosité purulente des germes pyogènes vulgaires associés ou non au gonocoque;

6° *Polyarthrite déformante.* — Elle peut simuler le rhumatisme des goutteux.

Les autres pseudo-rhumatismes infectieux de la streptococcie, de l'érysipèle, de la scarlatine peuvent revêtir l'une des formes précédentes. Dans cette dernière fièvre éruptive, dont on ne connaît pas le microbe pathogène, on peut parfois constater le streptocoque dans les jointures enflammées.

Les trois complications à redouter, dans tout rhumatisme infectieux, sont l'*ankylose*, assez fréquente, la *septicémie*, rare, et la *luxation spontanée*, exceptionnelle.

Diagnostic. — Il est facile, puisqu'on a vu souvent évoluer la maladie infectieuse primitive; il faut savoir, pour la blennorragie, que ses complications articulaires s'observent souvent à son déclin, alors que le malade ne présente plus que les phénomènes, bien connus, de la « goutte militaire ».

CHAPITRE IV

MALADIES DE L'APPAREIL RESPIRATOIRE.

Nous étudierons les symptomes suivants : l'*épistaxis*, l'*hémoptysie*, la *dyspnée*, l'*asphyxie*.

Article Ier. — Épistaxis.

C'est le saignement de nez; il est quelquefois précédé de céphalalgie, de pesanteur de tête, de phénomènes de congestion de la face. En général, le sang s'écoule goutte à goutte, par une seule narine, rarement par les deux; il peut refluer aussi par les fosses nasales postérieures et être rejeté par la bouche; d'autres fois il est dégluti par le malade et plus ou moins digéré dans l'estomac; il provoque dans ce cas des vomissements, ou bien apparaît plus tard dans les selles sous forme de sang noir.

Si l'on pratique l'examen, on constate que le sang s'écoule toujours par un seul point, limité.

« A la partie antéro-inférieure de la muqueuse, qui revêt la cloison, un peu au-dessus et en arrière de l'épine nasale antérieure, on voit, à la lumière réfléchie, au moyen du spéculum nasal, une *érosion* de la dimension d'un grain de millet, quelquefois artificiellement agrandie par les grattages du malade; tantôt elle montre une gouttelette de sang, tantôt elle est recouverte d'une croûtelle noirâtre, qu'il suffit de soulever avec le stylet pour ramener l'hémorragie; autour d'elle rayonnent des vaisseaux apparents, dilatés, variqueux. »

« Ce siège d'élection est presque invariable; exceptionnellement, l'érosion hémorragique se trouve sur le plancher ou sur la partie antérieure du cornet inférieur. On doit la rechercher systématiquement, car elle est, à vrai dire, la clef de l'épistaxis » (Lermoyez).

Causes. — Quelle est la cause de l'épistaxis observée ?

1. Il y a d'abord toute une classe d'épistaxis chirurgicales (fracture des os du nez, de la base du crâne, angiomes, polypes);

2. Au cours de *maladies infectieuses*, l'épistaxis est fréquente (fièvre typhoïde, rougeole);

3. Dans certaines maladies *chroniques* où la pression sanguine est augmentée, on observe souvent l'épistaxis (néphrites, maladies du foie, du cœur).

Article II. — Hémoptysie.

Causes. — L'hémoptysie ou *crachement de sang* reconnaît pour cause soit une hémorragie d'un des organes de l'appareil respiratoire, soit l'irruption dans les voies aériennes du sang provenant d'un organe voisin. Tantôt réduite à quelques crachats sanglants, tantôt abondante, l'hémoptysie ne sera pas confondue avec la stomatorragie, ni avec l'épistaxis postérieure, ni avec l'hématémèse.

Quelques hémoptysies sont *supplémentaires* du flux menstruel, ou surviennent sans cause, comme chez les névropathes. En général elles sont symptomatiques d'une affection du *poumon* ou du *cœur*.

Tout *traumatisme* du poumon, plaie pénétrante de poitrine, déchirure du poumon par fracture de côté, peut provoquer le crachement du sang.

Très souvent il s'agit de *tuberculose* pulmonaire au début, rarement de la rupture d'un anévrysme d'une caverne tuberculeuse. Un malaise général, une sensation de chaleur dans la poitrine, une saveur métallique, une quinte de toux précèdent d'ordinaire le crachement de sang. Il se fait en plusieurs fois; le sang est rouge, spumeux; l'hémorragie est souvent mortelle, à la période cavitaire de la tuberculose.

Dans les *affections cardiaques,* surtout au cours du rétrécissement mitral s'observent de petites hémorragies pulmonaires (*crachats hémoptoïques*), composées de sang noirâtre, mèlé de mucus.

ARTICLE III. — DYSPNÉE.

Augmentation de l'intensité, du rythme, et de la fréquence des mouvements respiratoires.

CAUSES. — Il y a 3 ordres de causes de dyspnée : les affections de l'appareil respiratoire, les maladies du cœur, les lésions du système nerveux :

1. Parmi les affections de l'appareil respiratoire, l'*asthme*, l'*emphysème*, la *phtisie* sont les causes les plus fréquentes de dyspnée.

L'asthmatique se porte bien dans l'intervalle des accès ; ceux-ci éclatent la nuit; le malade est réveillé tout à coup par un malaise indéfinissable, une soif d'air intense, une oppression rapidement insupportable. Assis sur son séant, les bras arc-boutés en avant, la nuque tendue, il met instinctivement ses muscles inspirateurs dans la position la plus favorable; le rythme respiratoire est interverti, l'inspiration est aisée, mais l'expiration indéfiniment longue, comme si la poitrine n'arrivait pas à se vider de l'air qu'elle contient. Après un temps variable, le malaise diminue, la dyspnée se termine par le rejet de mucosités.

L'asthmatique devient tôt ou tard *emphysémateux*; chez ce dernier, la dyspnée est alors continue, augmentant sous le plus petit effort; la respiration est courte et bruyante.

La *phtisie pulmonaire* s'accompagne d'une gêne respiratoire de plus en plus prononcée à mesure que progressent les lésions pulmonaires ; la forme *aiguë* de la tuberculose pulmonaire présente la dyspnée maxima : le malade peut mourir d'asphyxie en deux ou trois jours.

2. Les affections *cardiaques*, qui ne sont plus compensées, c'est-à-dire celles où le cœur ne suffit plus à sa tâche, s'accompagnent toujours de dyspnée. Chez le cardiaque, l'oppression se fait sentir à la suite d'un *effort*, d'une marche rapide, de la montée d'un escalier. Plus tard, pendant l'asystolie, la dyspnée devient continue.

3. Les lésions du *système nerveux central*, surtout celles du bulbe qui contient les centres respiratoires, se font remarquer par une vive dyspnée.

Dans l'apoplexie cérébrale, la respiration est bruyante et saccadée. Dans certaines intoxications, dans le coma urémique, diabétique, dans la méningite tuberculeuse, le rythme respiratoire est troublé.

Article IV. — Asphyxie.

En faisant obstacle à l'hématose, la dyspnée peut aboutir à l'asphyxie.

Le tableau de l'asphyxique est bien connu : visage cyanosé, yeux injectés, saillants, lèvres gonflées, violettes, dyspnée de plus en plus prononcée.

L'asphyxie lente et progressive, ou bien aiguë (embolie pulmonaire) constitue la terminaison de la plupart des maladies chroniques de l'appareil respiratoire.

Mais les phénomènes d'asphyxie disparaissent assez rapidement, quand la cause qui les produisait a cessé d'exister ; on sait que l'on peut rappeler parfois à la vie des noyés en état de mort apparente.

Le sang asphyxique présente dans sa composition une double modification; il est surchargé d'acide carbonique et appauvri en oxygène.

CHAPITRE V

MALADIES DU CŒUR

ARTICLE Ier. — AFFECTIONS VALVULAIRES.

A l'état normal les orifices, qui font communiquer entre elles et avec les vaisseaux les cavités du cœur, sont oblitérés à certains moments par des replis de l'endocarde ou valvules. Sous l'influence de certaines maladies, les orifices peuvent se rétrécir, les valvules peuvent devenir insuffisantes d'où naissent des troubles sérieux de la circulation. Ces troubles circulatoires aboutissent à l'asystolie et par là à la mort. Il est fort utile de savoir reconnaître ces lésions, des accidents graves pouvant survenir chez ces malades pendant une opération même peu importante (avulsion d'une dent) ou pendant l'anesthésie par le chloroforme.

CAUSES. — C'est presque toujours l'endocardite chronique qui est cause des déformations valvulaires et des lésions orificielles. Voici comment s'enchaînent les faits. Un malade est atteint de rhumatisme articulaire aigu ; pour peu que la maladie soit un peu intense, le péricarde et l'endocarde sont touchés ; après un certain temps les exsudats se résorbent, mais le tissu des valvules profondément altéré se sclérose et se rétracte, d'où des déformations des valvules, qui se soudent, se recroquevillent et sont dès lors incapables de fermer les orifices du cœur, d'où la production des rétrécissements et des insuffisances valvulaires; d'autres maladies infectieuses (scarlatine, érysipèle, etc.) peuvent aboutir au même résultat.

Des dépôts athéromateux chez les vieillards peuvent aussi produire les lésions valvulaires.

Il existe aussi des malformations congénitales des valvules.

En dehors des altérations anatomiques on peut rencontrer au niveau du cœur des insuffisances purement fonctionnelles.

L'orifice tricuspidien surtout se dilate et rend les valvules insuffisantes, lorsqu'il y a une élévation notable et persistante de la pression sanguine dans l'artère pulmonaire.

SYMPTOMES. — Les symptômes fonctionnels sont communs à toutes les affections valvulaires.

Pendant longtemps ces lésions restent silencieuses, le cœur s'hypertrophie et lutte efficacement contre la lésion, mais au bout d'un certain temps la compensation cesse d'être parfaite et les symptômes subjectifs apparaissent.

Ce sont des bronchites répetées, une dyspepsie tenace, des épistaxis, surtout un peu d'œdème malléolaire, particulièrement le soir.

La face quelquefois décolorée est le plus souvent injectée, les lèvres sont cyanosées, livides.

L'œdème des membres inférieurs s'accuse, d'abord fugace, il devient ensuite permanent et s'étend bientôt à toute la surface du corps.

Les malades se plaignent rarement de douleurs mais bien plutôt d'essoufflement, de palpitations.

La dyspnée survient surtout à l'occasion des efforts et souvent pendant la nuit. Elle est due aux troubles de la circulation pulmonaire et aussi aux bronchites et poussées congestives du côté des poumons.

Le foie se congestionne par suite de la stase sanguine dans la veine cave inférieure et les malades accusent de la pesanteur et de la douleur au niveau de l'hypocondre droit.

La palpation et la percussion dénotent une augmentation du volume du foie.

Le cerveau se congestionne, il y a des vertiges, des bourdonnements d'oreilles, les malades sont tristes, mélancoliques.

Les urines doivent toujours être examinées, sous l'influence de la stase veineuse, l'excrétion des urines diminue, elles sont rouges, sédimenteuses, il y a souvent un certain degré d'albuminurie.

Bientôt tous les symptômes s'exagèrent lorsque le cœur tombe tout à fait en déchéance, c'est alors le tableau de l'asystolie.

Tous les symptômes précédemment énumérés s'appliquent surtout aux lésions de l'orifice mitral et aux lésions du cœur droit, dans les maladies de l'orifice aortique, les malades ont un tout autre aspect. Ils sont pâles, il n'y a pas de congestions, pas d'œdèmes, mais des vertiges, des battements artériels violents. Ce n'est que lorsque le cœur faiblit, que s'établit le tableau précédent.

Chacune des lésions valvulaires à des signes physiques spéciaux.

1° **Rétrécissement aortique.** — Cette lésion s'accuse par une hypertrophie considérable du cœur, des palpitations. La pointe bat très bas, l'impulsion cardiaque est forte.

Le pouls est petit, dur. A l'auscultation on entend un souffle systolique, dont le maximum siège dans le second espace intercostal au bord droit du sternum.

2° **Insuffisance aortique.** — Les malades ont un type particulier, ils sont pâles, leurs yeux sont vifs et brillants. Ils se plaignent de vertiges, d'étourdissements.

La région précordiale est tuméfiée, il y a une voussure appréciable, due à l'hypertrophie du cœur. On observe des battements artériels visibles à distance, au cou surtout. Le pouls est ample, bondissant, dépressible et régulier (pouls de Corrigan).

A la palpation on trouve la pointe battant très bas.

L'*auscultation* révèle un souffle au second temps et à la base. Il est doux, moelleux, aspiratif. Son maximum est au niveau du deuxième espace intercostal droit le long du bord droit du sternum.

L'auscultation des artères, de l'artère fémorale en particulier, fait entendre un double souffle (souffle intermittent crural de Duroziez).

Le pouls capillaire caractérisé par des alternatives de pâleur et de rougeur s'obtient en pressant les ongles où l'ondée sanguine apparaît alors avec intermittence.

Cette lésion aboutit à l'asystolie comme les autres affections valvulaires. Mais la mort subite peut terminer brusquement et prématurément la maladie.

4° **Rétrécissement mitral.** — Le cœur bat faiblement, l'hypertrophie est minime, elle ne porte que sur l'oreillette gauche, l'impulsion cardiaque est donc faible. Ce sont les symptômes de stase pulmonaire qui dominent. On sent un frémissement à la main (frémissement cataire).

Le pouls est petit, régulier.

L'auscultation du rétrécissement mitral pur donne les signes suivants :

1° Un souffle présystolique s'entendant au niveau de la pointe un peu avant la systole.

2° Un dédoublement du second bruit, formé par le claquement successif des valvules sigmoïdes, aortiques et pulmonaires. Ce dédoublement s'entend à la base.

3° Un ronflement diastolique s'entendant dans toute la région précordiale.

4° **Insuffisance mitrale.** — A l'inspection : voussure due à l'hypertrophie du cœur. A la palpation frémissement cataire systolique.

L'*auscultation* révèle un souffle au premier temps et à la pointe. C'est un souffle systolique. Il est parfois râpeux, rude, d'autres fois doux. Il a été comparé à un jet de vapeur. Il s'entend exactement au début de la systole, il a son maximum au niveau de l'espace où bat la pointe du cœur, il se propage du côté de l'aisselle.

Les bruits du cœur sont irréguliers, arythmiques, surtout dans les périodes avancées. Il y a aussi des faux pas, des intermittences. Le pouls révèle ces irrégularités et ces intermittences. Il est petit, parfois imperceptible.

Le rétrécissement mitral et l'insuffisance se combinent fréquemment. Les signes des deux maladies se confondent alors et l'auscultation révèle un souffle présystolique, un souffle systolique et un dédoublement du second bruit.

Maladies du cœur droit. — Elles sont plus rares, du moins les affections primitives.

Les lésions secondaires au contraire sont l'aboutissant forcé des autres affections valvulaires. Quand le cœur faiblit, la stase pulmonaire en est la conséquence, cette stase se fait sentir dans le cœur droit qui se dilate et l'insuffisance tricuspidienne est constituée, c'est le tableau de l'asystolie.

Affections congénitales. — Nous signalerons l'inocclusion du trou de Botal et surtout le rétrécissement de l'artère pulmonaire, ces affections s'accusent par la cyanose congénitale (*maladie bleue*).

Article II. — Troubles fonctionnels de l'appareil cardiaque.

Les *symptômes fonctionnels* liés aux affections de l'appareil cardiaque comprennent : 1° *Les palpitations* ; 2° *La tachycardie et la bradycardie* ; 3° *L'asystolie* ; 4° *La syncope.*

§ 1er. — *Palpitations.*

A l'état normal, nous ne sentons pas battre le cœur ; dès que les battements deviennent conscients, ils sont douloureux ; donc les palpitations cardiaques consistent dans la *sensation des battements du cœur.*

Elles surviennent par *accès*, à la suite de causes variables, ou bien sans raison ; le malade sent son cœur battre et cela constitue la forme la plus atténuée de la douleur de l'appareil cardiaque, la forme la plus aiguë étant caractérisée par l'*angine de poitrine.*

Tantôt les palpitations sont simplement pénibles, tantôt le cœur bat à rompre la poitrine ; dans ces cas, la face du malade se congestionne ou pâlit, il se produit des lypothymies. L'état du pouls est variable, fort, accéléré, ou faible, presque toujours régulier.

Au point de vue de leur valeur et de leur signification, les palpitations sont surtout d'origine nerveuse ; on peut même dire que les maladies du cœur sont d'ordinaire silencieuses, quant aux palpitations.

Causes. — La cause la plus fréquente des palpitations, c'est la *chloro-anémie*, quelle que soit d'ailleurs la variété (anémie post-hémorragique, chloro-tuberculose, chloro-hystérie).

Ensuite vient le *goitre exophtalmique* (voir *Tachycardie*).

C'est encore chez les nerveux que le *tabac*, le *thé*, le *café* occasionnent des palpitations cardiaques.

§ 2. — *Tachycardie et Bradycardie.*

Le cœur bat 70 fois à la minute chez l'adulte ; quand le nombre des battements augmente, on dit qu'il y a tachycardie (140, 200 mouvements par minute) ; physiologiquement, il se produit une tachycardie à la suite d'un exercice musculaire, sous l'influence de la digestion, d'émotions diverses.

Pathologiquement, on sait que la tachycardie accompagne d'ordinaire l'élévation de la température ; la fièvre est souvent évaluée à la rapidité des pulsations, mais il n'y a pas là de corrélation constante. Certaines affections cardiaques, surtout les lésions mitrales, augmentent la fréquence des pulsations ; il en est de même de l'hystérie.

Le *goitre exophtalmique* reconnaît la tachycardie comme un de ses symptômes les plus constants.

La *bradycardie* est l'inverse de la tachycardie ; la fréquence du pouls est diminuée. La dégénérescence graisseuse du cœur, l'athérome des coronaires ralentissent le pouls, de même certaines maladies (voy. *Ictère* p. 200). La méningite tuberculeuse, l'hémorragie cérébrale ont un pouls ralenti ; il en est de même de la convalescence des maladies infectieuses, fièvre typhoïde, diphtérie.

Enfin, on sait que la digitale ralentit le pouls.

On donne le nom de *pouls lent permanent* à un état non passager, caractérisé par une trentaine de pulsations à la minute, et certains troubles nerveux épileptiformes et vertigineux.

§ 3. — *Asystolie.*

Mieux vaudrait dire *insuffisance cardiaque*; dans l'asystolie, le cœur est en effet au-dessous de sa tâche. Normalement, le cœur remplit de sang les artères, et aspire le sang des veines; dans l'asystolie c'est juste le contraire qui se produit, les artères se vident et les veines restent gorgées, congestionnées.

On s'explique le tableau de tout asystolique : le malade, soutenu sur son séant par des oreillers, respire à grand'peine ; sa face pâle, ses lèvres violacées, ses yeux saillants et injectés, tout annonce l'état précaire de la circulation. Les jambes gonflées par l'œdème sont froides, de même que les mains ; le pouls n'y est plus perceptible, tant l'ondée sanguine est faible.

L'examen des organes, du cœur, en particulier, n'apprend rien ; sans cesse le malade éprouve une pesanteur sur la poitrine et dans la région du foie ; ses urines sont rares, rouges, légèrement albumineuses, un brouillard constant voile sa vue, une céphalalgie l'accable. Tout témoigne de la *congestion* du système veineux en entier.

Que l'asystolie frappe tous les organes, comme cela ressort du tableau précédent, ou seulement l'un d'entre eux (*asystolies partielles*), on peut dire que la cause de cette insuffisance cardiaque est presque toujours l'*altération du muscle cardiaque*, le plus souvent secondaire d'une lésion valvulaire du cœur, d'une péricardite, ou d'une maladie de l'appareil pulmonaire (emphysème, bronchite chronique, dilatation des bronches).

CHAPITRE VI

MALADIES DES VAISSEAUX

§ 1er. — *Thrombose et embolie.*

L'obstruction partielle ou totale d'une portion quelconque du système circulatoire par une concrétion sanguine qui reste fixée au point où elle a pris naissance porte le nom de *thrombose*.

L'oblitération brusque d'un vaisseau par une masse solide, liquide ou gazeuse, charriée par le sang, porte le nom d'*embolie*.

Causes. — Quatre ordres de causes : 1° un traumatisme intéressant un vaisseau ; 2° une maladie de l'appareil cardio-vasculaire ; 3° une infection localisée sur un vaisseau ; 4° une cachexie favorisant la formation d'un caillot dans le système circulatoire.

La *pathogénie* peut être résumée dans les termes suivants :

Le ralentissement ou même l'arrêt du sang dans un vaisseau ne peut à lui seul produire la thrombose. La gêne circulatoire n'est qu'une cause adjuvante dont le rôle se borne à favoriser la coagulation quand les autres conditions sont réalisées.

Toute lésion qui fait perdre à la paroi vasculaire sa constitution normale la transforme en ce point en un corps étranger qui appelle la coagulation.

La lésion vasculaire qui détermine la thrombose relève de causes variées parmi lesquelles il faut surtout placer les infections.

Symptomes. — Que le caillot soit autochtone (thrombose) ou migrateur (embolie). Les effets cliniques sont les mêmes.

La rapidité d'évolution seule diffère.

Lentes dans la thrombose, rapides dans l'embolie, les symptômes sont les suivants : mort subite ou latence absolue dans la thrombose cardiaque.

Dans l'oblitération artérielle on observe la cessation du pouls, la pâleur des tissus, l'abaissement de la température, la parésie et l'anesthésie douloureuse dans le territoire situé au-dessous. La douleur est lente dans la thrombose, brusque et violente dans l'embolie.

Les thromboses et embolies viscérales s'accusent en plus par des troubles fonctionnels en rapport avec l'organe atteint (hémorragies pulmonaires, hématurie, hémorragie intestinale, apoplexie cérébrale, hémiplégie, aphasie).

Dans la thrombose veineuse il y a de l'œdème, de la cyanose.

Quand l'oblitération persiste et que la circulation collatérale ne supplée pas le vaisseau malade, il y a mortification, gangrène.

Quand l'oblitération est incomplète il y a sclérose dystrophique par insuffisance de nutrition.

Dans l'obstruction veineuse, il n'y a pas mortification, mais persistance de l'œdème et induration des tissus.

Ces tissus ainsi altérés sont fréquemment envahis par les germes de putréfaction ou de suppuration.

§ 2. — *Artérites.*

L'inflammation des diverses tuniques artérielles se présente sous le mode aigu ou sous le mode chronique.

1° **Artérites aiguës.** — Causes. — L'artérite aiguë relève presque tout entière de l'infection.

On a signalé comme causes : la fièvre typhoïde, la variole, la diphtérie, la scarlatine, l'infection purulente, plus rarement l'impaludisme, le rhumatisme aigu, la tuberculose.

Dans toutes ces infections artérielles ce qui domine c'est l'endartérite avec gonflement de la tunique interne et thrombose consécutive ; concurremment se montre de la péri-artérite.

Symptomes. — Ils varient d'après le volume de l'artère ; dans l'artérite des grosses artères (aortite) il y a de la douleur, de la dyspnée, des bruits de souffle. Souvent la maladie est méconnue.

Dans l'artérite des artères moyennes et petites artères, les symptômes ne sont évidents que lorsqu'il y a oblitération.

Il y a alors une sensation de cordon dur, de la douleur, de la cessation des battements au-dessous du point oblitéré, et enfin de la gangrène. Dans les artérites viscérales, ces symptômes varient avec l'organe atteint (hémiplégie s'il s'agit du cerveau, etc.).

Artérites chroniques. — Toutes les artères peuvent être atteintes d'inflammation chronique.

Les altérations prédominent cependant au niveau des courbures, des bifurcations.

Les lésions sont caractérisées par des plaques blanches, jaunâtres, dures, crétacées, c'est l'athérome. Cette endartérite s'accompagne de péri-artérite et de mésartérite.

Dans les petites artères, les trois tuniques sont prises et alors le vaisseau entier est transformé en un cordon dur, scléreux, c'est l'artério-sclérose.

Causes. — L'artérite chronique est une dégénérescence. Elle est causée par le passage des artérites aiguës à l'état chronique comme dans certaines infections (fièvre typhoïde). Ou bien l'artérite est chronique d'emblée comme dans la syphilis, ou dans les intoxications (alcoolisme, saturnisme) ou dans des auto-intoxications (diabète, goutte).

Symptomes. — Le tableau clinique de l'artérite chronique est variable selon le calibre et le siège des artères altérées.

Toutefois il est rare que toutes les artères ne soient pas touchées, mais il y a toujours un département artériel principalement malade d'où une expression symptomatique particulière.

Dans l'*aortite chronique* on perçoit par la palpation et la percussion une dilatation plus ou moins grande du vaisseau. L'auscultation révèle un souffle systolique derrière le sternum au niveau du deuxième espace intercostal droit.

Quelquefois un double souffle, quand les lésions siègent au niveau de l'orifice de l'aorte.

Quand l'artérite frappe les artères de moyen calibre, on note au niveau de la radiale, par exemple des sinuosités, une dureté, une rigidité spéciale du vaisseau. On y rencontre des bosselures qui lui donnent une apparence moniliforme. On les a comparées à un tuyau de pipe, une trachée d'oiseau.

Dans l'artérite chronique généralisée avec sclérose des petites artères, dans l'artério-sclérose en un mot, la première conséquence est la déchéance de l'organisme, le facies est celui d'un cachectique, le teint est pâle, un peu jaunâtre ; la cornée présente à son pourtour un cercle opaque (*arc sénile*).

Les artères s'oblitèrent totalement et donnent naissance alors à des symptômes variables selon l'organe atteint.

C'est l'angine de poitrine, quand les coronaires s'oblitèrent, c'est la sclérose rénale avec tout son cortège de symptômes aboutissant à l'urémie quand les artères rénales sont atteintes.

Au cerveau, l'insuffisance d'irrigation entraîne des vertiges, des étourdissements, un affaiblissement de l'intelligence. L'oblitération complète amène la nécrobiose (ramollissement cérébral).

La sclérose des artères des membres produit un affaiblissement musculaire (la claudication intermittente par exemple) et dans le cas d'oblitération complète, la gangrène.

La mort dans l'artério-sclérose survient par déchéance organique générale, par anévrysme aortique, par le cerveau (hémorragie cérébrale, ramollissement) par le cœur (angine de poitrine, asystolie), par le rein (urémie).

§ 3. — *Anévrysmes.*

Quand une artère, dont la tunique moyenne a été détruite, se laisse distendre sur une partie plus ou moins étendue de sa circonférence on dit qu'il y a anévrysme.

L'artérite chronique atteint toutes les tuniques, mais tant que la couche moyenne résiste il n'y a pas anévrysme. En effet des différentes tuniques des artères, la tunique moyenne est seule capable par ses éléments élastiques et contractiles de lutter contre la pression sanguine. Lorsque sous l'influence de la péri-artérite et de l'endartérite combinées, elle a disparu par suite de la transformation graisseuse de ses fibres musculaires et de la fonte granuleuse de ses fibres élastiques, la résistance du vaisseau devient insuffisante et il se distend.

Le type des anévrysmes artériels est l'anévrysme de l'aorte.

§ 4. — *Anévrysmes de l'aorte.*

Causes. — L'anévrysme de l'aorte est une affection assez fréquente (42 sur 100 des anévrysmes en général). Les malades atteints ont en général de 50 à 60 ans. On en voit cependant un certain nombre de 30 à 50 ans.

Toutes les maladies qui produisent l'artérite chronique sont évidemment des causes de l'anévrysme de l'aorte. La vieillesse, l'alcoolisme, la syphilis, le paludisme, la goutte, le saturnisme sont donc indirectement l'origine des dilatations anévrysmales.

Tout ce qui augmente la tension artérielle pour le rôle de cause adjuvante. Exemple : les efforts, les excès de table, les excès vénériens, l'asthme, les quintes de toux.

Symptomes. — L'anévrysme se révèle par des signes fonctionnels et des signes physiques.

Les *signes fonctionnels* sont déterminés par la compression des organes du médiastin : cyanose, œdème de la face, du cou, du thorax, des membres supérieurs ; dilatations variqueuses des veines du cou et du thorax, circulation collatérale complémentaire, troubles de la circulation veineuse encéphalique ; œdème pulmonaire, hémoptysies ; compression de l'artère pulmonaire ; toux rauque, quinteuse, coqueluchoïde ; dyspnée à type asthmatiques, signes d'angine de poitrine. Spasme de la glotte, voix rauque bitonale, salivation, vomissements ; brachycardie, tachycardie, névralgie diaphragmatique, paralysie du diaphragme ; hoquet, inégalité pupillaire, dysphagie, œsophagisme ; dyspnée permanente, cornage, emphysème pulmonaire ; douleurs sternales, intercostales, vertébrales.

Les *signes physiques* sont fournis par l'inspection, la palpation, la percussion, et l'auscultation de la région où siège l'anévrysme de l'aorte.

A l'*inspection* on voit une voussure au niveau du deuxième au troisième espace intercostal droit.

A la *palpation* on trouve au niveau de cette voussure des pulsations ou battements au nombre de deux l'un systolique accompagné d'un frémissement vibratoire ou *thrill*. Un second dû au reflux du sang dans la poche.

Bientôt apparaît une *tumeur* après usure des côtes ou du sternum, recouverte de la peau saine ou amincie, ulcérée, prête à se rompre ; elle est animée de mouvements d'expansion.

La *percussion* permet de délimiter l'anévrysme avant l'apparition de la tumeur.

L'*auscultation* révèle des bruits normaux et des souffles. Le premier bruit est causé par le diastole du sac, le second par le choc de valvules sigmoïdes. Le premier souffle correspond à la diastole du sac, le second à la systole.

Le *cœur* est hyperthrophié en raison de sa lutte contre l'obstacle.

Les grosses artères (carotides surtout), sont le siège de battements visibles.

Le plus souvent, l'anévrysme affaiblit le pouls dans les artères qui naissent au-dessous de lui en même temps qu'il retarde la pulsation.

Marche, terminaisons. L'anévrysme peut rester latent jusqu'à la rupture. Le plus souvent il évolue insidieusement. Les symptômes de compression apparaissent d'abord, puis la tumeur.

La mort est la terminaison habituelle par rupture le plus souvent ou encore par syncope, par asphyxie (compression des bronches ou du pneumo-gastrique) par cachexie, par gangrène pulmonaire, par tuberculose.

§. 5. — *Phlébites*.

La phlébite est une maladie des veines se manifestant comme complication d'infections ou d'intoxications diverses primitives ou secondaires, déterminant ou non des coagulations intraveineuses.

Causes. — Toutes les maladies infectieuses peuvent se localiser sur les veines, surtout celles du type septicémique. Il faut citer surtout : l'infection purulente, la fièvre puerpérale, la pneumonie, la grippe, la fièvre typhoïde.

Les maladies chroniques, la tuberculose, le cancer, qui dépriment le malade ouvrent la porte à l'infection.

Certaines intoxications, le saturnisme, la goutte, sont causes de phlébite.

Ces infections et intoxications altèrent les parois de la veine, des caillots se forment à ce niveau et la veine s'oblitère plus ou moins.

Ce caillot peut rester en place (thrombose) ou se déplacer (embolie).

Symptomes. — Quelquefois la phlébite est un accident purement local (phlébite des variqueux). D'autres fois elle évolue au cours d'une maladie infectieuse dont elle forme un des épisodes. Enfin elle apparaît au cours d'états cachectiques au moment où les infections secondaires entrent en scène. C'est la *phlegmatia alba dolens*.

Au point de vue clinique il y a deux classes à phlébites. Les phlébites non infectieuses (phlébites des variqueux) et phlébites infectieuses.

Dans les phlébites non infectieuses, il y a de la douleur localisée, de l'œdème, une ecchymose. Cette phlébite guérit par le simple repos.

Les phlébites infectieuses dont le type est la phlébite puerpérale, se traduisent par *la douleur* généralisée à tout le membre surtout le mollet, le creux poplité, la face interne de la cuisse.

En second lieu apparaît un œdème blanc résistant, avec veinosités dues à la circulation collatérale. L'exploration du membre doit être faite avec la plus grande prudence car elle peut être mortelle en mobilisant le caillot qui va se loger dans un organe important (embolie pulmonaire).

Cette variété de phlébite évolue en 3 semaines et guérit, à moins qu'elle ne soit liée à une maladie infectieuse grave qui emporte le malade.

La phlébite des cachectiques (tuberculose, cancer) est moins bruyante, elle évolue lentement et ne se termine guère qu'avec la maladie causale.

La terminaison habituelle de la phlébite en elle-même est donc la guérison soit par transformation fibreuse de la veine, soit par résorption du caillot.

Mais souvent aussi un accident terrible survient par suite de la migration du caillot. C'est l'embolie pulmonaire qui entraîne souvent la mort subite ou rapide.

Cet accident est fréquent dans la phlegmatia des accouchées, plus rare dans les phlébites cachectiques.

CHAPITRE VII

MALADIES DU SANG

ARTICLE Ier. — CHLOROSE.

C'est une maladie que l'on rencontre surtout chez les jeunes filles, à l'époque de la puberté, et dans laquelle on remarque les altérations suivantes du liquide sanguin.

Le sang est plus fluide, les globules rouges diminués de nombre, état qui est permanent.

SYMPTOMES. — Le début de la maladie est brusque ou progressif. Hayem a tracé de la chlorotique un tableau classique : « Le pâle visage des chlorotiques prend une expression de langueur et de tristesse toute particulière ; les yeux sont cernés et sans éclat, les paupières un peu gonflées, les traits amollis et mal dessinés ». Les muqueuses conjonctivales, labiales, buccales se décolorent.

Les *œdèmes* s'observent dans un tiers des cas, aux malléoles, à la face, œdèmes élastiques qui ne conservent pas l'empreinte du doigt.

Diverses fonctions sont troublées: le *cœur* présente à l'auscultation des bruits de souffle, il se fatigue au moindre exercice, ses palpitations sont un des symptômes les plus constants de la maladie.

La *température* est plutôt élevée ; il n'est pas rare d'observer un écart de quelques dixièmes, chez les chlorotiques, dans l'après-midi.

Les *fonctions digestives* sont mauvaises; l'appétit est diminué, aboli ou perverti, quelquefois exagéré ; les malades ont un dégoût profond pour les aliments sucrés, pour la viande, recherchant au contraire les épices, les salades ; souvent il existe des perversions du goût ; telle malade mangera des grains de café, des citrons, telle autre boira de l'eau dentifrice, de l'eau de Cologne. Dans ces cas, il y a complication d'un état hystériforme.

Les nausées, les vomissements ne sont pas rares ; ils sont quelquefois mêlés de sang.

Il y a suspension ou diminution des règles, parfois des douleurs abdominales au moment des époques.

La chlorotique éprouve souvent des vertiges, des éblouissements, avec tendances syncopales. Les bourdonnements d'oreilles, la céphalalgie, les névralgies intercostales sont fréquentes.

Comme, en outre, l'oppression, la dyspnée se montrent à la moindre fatigue, on pense qu'il s'agit de tuberculose. De fait, il peut s'agir d'une chlorose symptomatique d'une lésion pulmonaire.

Les principales formes de la chlorose sont les suivantes :

1° *Chlorose dyspeptique*, due à l'existence d'une affection stomacale ;

2° *Chlorose des garçons*, due à la sédentarité et à la privation d'air (internat, ateliers);

3° *Chlorose tardive* (grossesse);

4° *Chlorose de la ménopause* (dyspepsie).

CHAPITRE VIII

MALADIES DU FOIE.

1° La glande hépatique peut être le siège des mêmes lésions que l'on rencontre dans d'autres tissus : lésions *inflammatoires* (abcès), *tumeurs* (kystes hydatiques, cancers primitif et secondaire);

2° Le foie subit toujours plus ou moins le contrecoup des maladies de l'appareil circulatoire ; par sa riche circulation veineuse, il participe, un des premiers, aux congestions qui sont liées aux affections du cœur (*foie cardiaque*).

3° Les poisons qui circulent dans l'organisme, au cours des diverses maladies infectieuses générales, engendrent des lésions sur cet organe ; les agents pathogènes de ces maladies peuvent y exercer directement leurs ravages (foie *paludéen*, foie *syphilitique*, foie *tuberculeux*) ;

4° Le diabète, la leucémie, le saturnisme, l'alcoolisme surtout retentissent toujours sur la glande hépatique ; l'immense majorité des scléroses du foie relève de l'intoxication par l'alcool (*cirrhoses atrophique, hypertrophique*) ;

5° Enfin, la *lithiase biliaire* est une affection des plus communes.

Nous étudierons la séméiologie des principaux syndromes d'origine hépatique.

Article Ier. — Ictère.

L'*ictère* comporte, en dehors de la coloration des tissus, ou *jaunisse* qui en est l'expression objective, des signes très importants du côté des urines et même de tout l'organisme.

Symptomes. — Le symptôme primordial est la coloration de la peau et des muqueuses. C'est par le voile du palais, la langue (face inférieure) et les lèvres que débute la jaunisse ; presque en même temps le tégument externe se colore.

D'abord jaune clair, la teinte passe au vert, et du vert au brun foncé. La conjonctive est la partie la plus colorée toujours.

L'imprégnation de la peau par les pigments biliaires s'accompagne quelquefois de vives *démangeaisons*. Des éruptions de prurigo, d'urticaire ont été signalées ; lorsque l'ictère se prolonge, on peut voir apparaître des taches couleur peau de chamois sur les paupières (*xanthélasma*).

La peau est colorée en totalité, *il n'existe pas d'ictère partiel*. C'est une coloration qui persiste même après la mort.

Diverses sécrétions sont teintes en jaune : le lait, les sueurs, quelquefois les larmes ; mais ce sont les *urines* qui offrent le plus grand intérêt. Leur couleur varie du rouge acajou un brun noirâtre, avec des reflets verdâtres ; leur quantité est toujours diminuée. Si l'on verse lentement dans un verre contenant de l'urine, le même volume d'acide nitrique, et de façon à ne pas mélanger les deux liquides, on voit apparaître au niveau de la ligne de séparation de l'urine et de l'acide nitrique un *anneau vert* caractéristique ; cet anneau s'étend progressivement de bas en haut, en donnant les tons suivants : bleu, violet, rouge, jaune.

Les *matières fécales* sont ou blanches ou verdâtres ; dans le premier cas, la bile ne passe plus dans l'intestin, dans le second, elle est sécrétée en quantité exagérée (ictères polycholiques).

Parmi les autres signes secondaires, mentionnons les troubles de l'appareil circulatoire : le pouls est ralenti (40 pulsations) ; au cœur on entend des bruits de souffle. Si l'on examine une goutte de sang pris au doigt, on constate que le sérum est coloré en jaune, que les globules rouges sont moins nombreux ; des hémorragies peuvent se produire, surtout sur la muqueuse nasale.

L'ictère ne va jamais sans quelques troubles digestifs, langue pâteuse, bouche amère, diminution de l'appétit ; les malades éprouvent une grande lassitude, de la *tristesse* et de l'abattement.

Beaucoup d'ictères sont bénins, beaucoup aussi sont graves, on sait comment l'ictère commence, *on ne sait jamais comment il finit.* Aussi, quelle que soit la cause première (1) de ce syndrome, l'essentiel est le *pronostic.*

On sait : *a*) que la glande hépatique assure la destruction des poisons de l'économie ; *b*) que cette destruction est corrélative de sa fonction glycogénique ; *c*) que la glande hépatique sécrète la bile ; *d*) qu'elle

(1) En présence d'un malade atteint d'ictère, on recherche d'abord s'il y a ou non de la fièvre : dans le premier cas, il s'agit de la jaunisse qu'on observe quelquefois au cours des maladies infectieuses, ou d'une affection hépatique fébrile. Quand il n'y a pas de fièvre, il faut toujours penser à la colique hépatique (lithiase biliaire), à une cirrhose primitive ou secondaire (syphilis, paludisme, cardiopathie), à une obstruction chronique du cholédoque ou à sa compression par une tumeur du voisinage.

joue le rôle le plus important dans la formation de l'urée.

Ces quatre grandes fonctions sont dévolues à la *cellule hépatique* ; en présence de tout ictère, il y a donc nécessité absolue de s'assurer si la cellule hépatique a conservé l'intégrité de son fonctionnement ; car, dans le cas contraire, il en résultera pour le malade une série d'accidents dont l'ensemble constitue l'*insuffisance hépatique* qui présente sa forme clinique la plus habituelle dans l'*ictère grave*, maladie à marche aiguë, mortelle.

L'insuffisance hépatique est donc au foie ce que l'*urémie* est au rein.

Ceci étant posé, on doit procéder de la façon suivante à l'établissement du pronostic de l'ictère. Les urines sont recueillies, mesurées, l'*urée* qu'elles contiennent est dosée ; quant à la fonction glycogénique du foie, on s'assure si la glande continue à emmagasiner le sucre alimentaire sous forme de glycogène, en faisant avaler au malade à jeun 200 grammes de sirop de sucre, et en soumettant au réactif de Fehling les urines d'heure en heure ; dans le cas d'insuffisance hépatique, la réaction du glycose est manifeste, et plus il y a de cuivre réduit, plus la lésion du foie est profonde.

En dehors de ces constatations, on observe déjà ou non des symptômes d'ordre différent ; fièvre, *hémorragies* par toutes les voies, *symptômes nerveux*, qui constituent avec la *jaunisse* la triade symptomatique de l'*ictère grave* (primitif ou secondaire), affection irrémédiable et rapidement mortelle.

ARTICLE II. — DOULEUR. — FIÈVRE HÉPATIQUE.

La *fièvre intermittente hépatique*, ou mieux

bilio-septique, est due à l'infection des voies biliaires, normalement aseptiques. Elle simule, à s'y méprendre, le tableau d'un accès de fièvre paludéenne : frisson, stade de chaleur sèche, stade de sueur. Les différences consistent dans l'irrégularité des accès, l'absence dans le sang des hématozoaires du paludisme.

Charcot a réservé le nom de *fièvre hépatologique* à l'ascension thermique (40°, 41°) qui accompagne parfois la migration d'un calcul ; c'est un accident isolé qui commence et finit en même temps que la crise de *colique hépatique*.

La colique hépatique est le terme extrême des *douleurs* causées par les maladies du foie. L'accès débute après le repas, au moment où la bile passe dans l'intestin ; progressive ou d'emblée aiguë, elle finit par arracher des cris au malade qui la localise dans la région épigastrique, accusant des irradiations à l'épaule et dans le dos. Elle provoque presque toujours des *vomissements* ; le malade, pendant l'accès, est inondé de sueurs froides, il conserve, l'accès passé, un endolorissement profond dans l'hypocondre droit. Neuf fois sur dix, la colique hépatique est due à la *lithiase biliaire*.

CHAPITRE IX

MALADIES DU REIN

Le rein a pour fonction capitale la *dépuration organique* de tous les poisons qui se forment dans l'économie chaque jour, par le fait même des fonctions de la vie. En assurant l'émonction journalière de ces poisons, le rein empêche leur accumulation ; dès qu'il cesse, par suite de lésions variées, de pouvoir suffire complètement à sa tâche, l'organisme s'intoxique lentement par ces poisons, et c'est à cet empoisonnement que l'on donne le nom d'*urémie*, ou *insuffisance rénale*.

Article Ier. — Urémie.

L'urémie est le syndrome de l'insuffisance rénale, quelle que soit la lésion première des reins.

Expérimentalement la toxicité des matériaux de l'urine est facile à prouver : si l'on injecte lentement dans la veine de l'oreille d'un lapin, de l'urine filtrée, neutralisée et chauffée à 37°, on voit se produire, à partir du dixième centimètre cube, la série des accidents toxiques suivants : rétrécissement pupillaire, accélération des battements du cœur, somnolence, abaissement de la température, exophtalmie, mort avec ou sans convulsions.

L'urémie est le mode de terminaison habituel des maladies des reins, et les symptômes très variables qui la constituent éclatent brusquement ou lentement, n'ayant de commun entre eux que leur mode de terminaison, qui est toujours le *coma urémique*. On peut donc grouper les phénomènes en 3 classes : 1° urémie aiguë, 2° urémie chronique, 3° coma.

1. *Urémie aiguë*. — Elle comprend des phénomènes *gastro-intestinaux*, vomissements et diarrhée séro-muqueuse, et des *troubles nerveux*, qui éclatent sans cause, ou à propos d'un écart de régime, d'excès de toute sorte; ce sont :

a. Troubles respiratoires ou *dyspnée urémique*, allant depuis la simple gêne respiratoire subite ou progressive jusqu'à l'accès d'asthme urémique, ou même jusqu'à l'asphyxie ;

b. Éclampsie urémique, que l'on observe surtout dans la scarlatine et au moment de l'accouchement:

c. *Paralysies* (hémiplégies transitoires);

d. *Délire,* simulant la manie ou le delirium tremens.

2. *Urémie chronique.* — Les symptômes sont décrits parmi les petits signes de la *maladie de Bright*, néphrite chronique.

Du côté du *système nerveux*, on observe : la *céphalalgie,* très variable, souvent signe précurseur d'accidents graves chez *tout albuminurique*; des *névralgies occipito-faciales*; des *douleurs rhumatoïdes* sans gonflement des articulations; des *crampes* et des *démangeaisons*, le phénomène du *doigt mort*; enfin des *troubles de la vue* (mouches volantes, amblyopie) toujours *soudains* et *mobiles* dans leur apparition et dans leur disparition.

3. Le *coma urémique* présente de particulier quatre symptômes qui manquent rarement : le *ralentissement du pouls*, le *rétrécissement des pupilles*, l'*hypothermie* (34°), l'*anurie* ou suppression des urines. La mort survient après 24 ou 48 heures de coma.

Le *diagnostic* de l'urémie se fait par la connaissance de la maladie antérieure, qui peut faire craindre l'éclosion des accidents; dans les cas d'urémie aiguë, sans antécédents connus, on s'appuie surtout sur l'examen des urines, qui révèle cinq signes principaux : l'*oligurie* ou diminution de la quantité, l'*abaissement de la densité*, la *diminution de l'urée* et de la *toxicité* pour un animal, la présence ou l'augmentation de l'*albumine*; l'*épreuve du bleu de méthylène* consiste à injecter sous la peau du malade du bleu de méthylène, puis à mesurer le temps écoulé entre l'injection et l'apparition du bleu dans les urines, et aussi la durée d'élimination de ce bleu. On obtient de la sorte certains renseignements sur la *perméabilité des reins*.

ARTICLE II. — ALBUMINURIE.

Le passage de l'albumine du sang dans les urines porte le nom d'*albuminurie*.

Il existe plusieurs variétés d'albumines urinaires, en rapport avec la multiplicité des substances albuminoïdes du sang.

La recherche clinique de l'*albumine vraie* se fait de deux façons :

1° *A chaud*. Après s'être assuré que l'urine est acide, on en remplit un tube à essai, dont on chauffe la partie supérieure ; il se produit un précipité; si l'on ajoute quelques gouttes d'acide nitrique, le précipité persiste, (ou apparaît si l'urine n'était pas acide).

2° *A froid*. On verse de l'urine dans un verre à pied, et lentement, le long des bords de celui-ci, de l'acide nitrique ; à la limite de séparation des deux liquides, il se forme un anneau floconneux d'albumine.

La séméiologie de l'albuminurie est complexe : d'abord l'existence d'une *albuminurie physiologique* paraît indéniable. On l'observe souvent après les repas, ou à la suite d'une émotion vive, d'un bain froid, d'une transpiration abondante. L'albuminurie cesse d'être physiologique quand elle cesse d'être intermittente, pour devenir *permanente* et qu'elle s'accompagne d'autres modifications dans la quantité et la composition des urines (cylindres, sang).

Il faut rechercher l'albumine dans les urines de tout malade. Elle peut apparaître au cours de n'importe quelle maladie, mais de préférence dans les affections suivantes :

1° *Maladies du rein*, néphrites, lithiase rénale ;

2° *Maladies infectieuses*, scarlatine, diphtérie,

choléra, rhumatisme, érysipèle, tuberculose, syphilis ;

3° *Intoxications* ;

4° *Affections du tube digestif et du foie* ;

5° *Maladies du cœur.*

Chez tout rénal, chez tout albuminurique, qui par cela même est sous le coup d'une attaque d'urémie, il faut éviter *toute opération chirurgicale*, car tout traumatisme, si minime qu'il soit, peut être l'occasion d'un premier accès d'insuffisance rénale.

CHAPITRE X

MALADIES DU SYSTÈME NERVEUX.

Si l'on en excepte les nerfs périphériques qui sont, jusqu'à un certain point, accessibles à nos investigations, le système nerveux, profondément caché dans la boîte crânienne et dans le canal vertébral, se dérobe par cela même aux moyens physiques d'exploration directe ; aussi la *séméiologie nerveuse* consiste-t-elle presque exclusivement en symptômes fonctionnels.

L'étude des troubles du système nerveux comprend :

1° Troubles de l'*intelligence*, 2° de la *sensibilité*, 3° de la *motilité*, 4° des *réflexes*, 5° *trophiques*.

ARTICLE Ier. — TROUBLES DE L'INTELLIGENCE.

Apoplexie. — On désigne ainsi un syndrome caractérisé par la perte du sentiment, de la motilité, de la connaissance, avec conservation des fonctions respiratoires et circulatoires.

Elle n'est donc qu'une forme de cet état appelé communément *coma*, mais le terme *apoplexie* se rattache à l'idée d'un état survenu brusquement, tandis qu'il existe des états comateux développés très lentement.

L'individu frappé d'apoplexie tombe le plus souvent inerte et sans connaissance ; le pincement, l'action du froid, du chaud, tout lui est également indifférent ; vient-on à soulever un de ses membres, il retombe lourdement, ses globes oculaires sont souvent déviés en haut et en dehors ; la respiration est stertoreuse, mais s'effectue sans interruption, de même que les mouvements du cœur, ce qui distingue l'apoplexie de la syncope. Si l'état se prolonge, on constate que les sphincters sont relâchés, le malade se laissant aller sous lui ; la température est élevée ou normale.

Quelquefois il y a eu des symptômes précurseurs, que raconte l'entourage : le malade se plaignait de maux de tête, vertiges, troubles de la vue depuis quelque temps.

La terminaison est souvent la mort, après quelques heures ou quelques jours ; souvent aussi l'état apoplectique prend graduellement fin, et il reste une paralysie, presque toujours à forme hémiplégique.

Causes. — Voyons les principales *causes* de l'apoplexie.

D'abord l'*hémorragie cérébrale* ; elle seule détermine tant d'*attaques apoplectiformes* qu'apoplexie et hémorragie sont devenues synonymes pour le cerveau, le poumon. Il s'agit d'un artério-scléreux, l'attaque a été brusque, la température est abaissée, on porte le diagnostic d'hémorragie cérébrale ; souvent pendant le stade apoplectique, on constate que le côté paralysé est plus flasque que l'autre, a perdu complètement sa tonicité musculaire. Au réveil du malade, l'hémiplégie se confirme, motrice, complète ou incomplète, intéressant la face, en même temps que les membres, ou la laissant intacte.

L'*urémie* et l'*hystérie* ont des attaques apoplectiformes.

Le *ramollissement cérébral* s'accompagne moins constamment d'apoplexie; de plus il donne une hémiplégie *droite* et souvent de l'*aphasie*.

Aphasie. — Le ramollissement cérébral, les tumeurs de l'encéphale, les syphilomes, les traumatismes peuvent provoquer l'*aphasie*, c'est-à-dire la perte de l'usage de la parole, le malade ne pouvant arriver à se faire comprendre, bien que l'intelligence et les mouvements de la langue soient revenus; l'aphasique peut émettre des sons, son larynx fonctionne normalement, mais les sons qu'il émet n'ont pas de sens.

Presque toujours le malade répète les mêmes syllabes, s'impatientant de voir qu'il n'est pas compris. Un malade de Trousseau avait adopté le mot *cousisi*, qu'il répétait à tout propos.

L'aphasie guérit quelquefois complètement, mais le malade peut rester « boiteux de son cerveau », l'hémisphère droit (1) ne suppléant jamais parfaitement l'hémisphère gauche.

Autres troubles du langage parlé. — Les autres troubles du langage parlé sont : le *bégaiement*, la *voix nasonnée* (fissure, paralysie du voile du palais).

L'*hémiplégique* prononce les mots avec peine, comme s'il avait de la bouillie dans la bouche (paralysie de l'hypoglosse).

Le *paralytique général* a la parole hésitante, traînarde, tremblante; il ébauche certaines syllabes, en saute d'autres.

(1) Les centres du langage sont normalement dans l'hémisphère gauche.

Vertige. — Trouble nerveux dans lequel il semble que les objets se déplacent, ou que soi-même on subisse une translation, de telle manière que l'équilibre semble perdu.

Symptôme très fréquent dans les maladies infectieuses (fièvre typhoïde, grippe), il s'observe, en dehors de ces états aigus, dans trois sortes d'affections : celles du tube digestif, du système nerveux, de l'oreille.

Sous le nom de *vertige gastrique*, on a décrit un syndrome fréquent et particulier aux malades qui souffrent de l'estomac ; il est en général calmé par l'absorption d'aliments. Peut-être survient-il exclusivement chez les neurasthéniques dont la névrose a surtout frappé les fonctions digestives. Le mal de mer, le vertige des hauteurs, l'agoraphobie, ou peur des espaces, rentrent dans la catégorie des vertiges d'origine *nerveuse*. Les tumeurs cérébrales et celles du cervelet, la sclérose en plaques provoquent des vertiges.

Les *maladies de l'oreille interne* occasionnent des vertiges, des étourdissements, le malade est dans l'impossibilité de se tenir debout.

Ménière a décrit un vertige spécial, survenant par accès; en dehors de ceux-ci, il existe une surdité plus ou moins complète et des bourdonnements d'oreille. L'accès débute par un sifflement, puis survient le vertige, dans lequel le malade éprouve comme une translation de sa personne. Il tombe, mais *sans perdre connaissance* ; la face est pâle, couverte de sueurs. Après des nausées et quelques vomissements, l'accès se termine ; les vertiges ont de la tendance à se rapprocher. Le sulfate de quinine à hautes doses constitue un remède héroïque à la maladie de Ménière.

Article II. — Troubles de la motilité.

Tremblement. — Ce trouble présente deux formes bien tranchées : tantôt il existe à l'état de repos, tantôt il n'apparaît que si le malade veut exécuter un mouvement (*tremblement intentionnel*).

A. *Intentionnel*		Sclérose en plaques. Maladie de Friedreich.
B. *Au repos*. .	*Oscillations lentes*. . .	Paralysie agitante. Trembl. sénile.
	Oscillations rapides. .	Trembl. hystérique.
	Oscillations très rapides.	Goitre exophtalmique. Trembl. alcoolique. Paralysie générale.
C. *Émotionnel*.		Trembl. mercuriel.

Le tremblement de la *sclérose en plaques* est le type des tremblements intentionnels; au repos, on n'observe rien, mais si le malade vient à marcher, son tronc, ses membres supérieurs et sa tête deviennent le siège de violents mouvements en avant et en arrière. Le malade veut-il porter un verre à ses lèvres, le tremblement commence, d'abord saccadé, puis de plus en plus rapide à mesure que le verre approche de la bouche; finalement l'eau est projetée de tous les côtés, au moment d'être bue.

Dans la *paralysie agitante*, le tremblement est continu, épargne la tête et prédomine aux doigts, surtout au pouce, qui se promène incessamment sur les quatre autres doigts, comme si le malade roulait une boulette.

Le *tremblement sénile* est très lent; la tête branle sans cesse.

Le *tremblement hystérique* simule tous les autres.

Dans le *goitre exophtalmique*, les doigts surtout sont animés d'oscillations extrêmement rapides; si on appose les mains sur les épaules du malade debout, on sent une trépidation de tout son corps.

L'*alcoolique* tremble des mains et des lèvres surtout; il suffit de faire étendre les bras et écarter les doigts pour voir le tremblement apparaître sur ceux-ci; il rappelle celui des *paralytiques généraux*.

Dans l'*hydrargyrisme*, le tremblement se manifeste surtout lors d'une émotion.

Chorée. — De même qu'il existe une névrose connue sous le nom d'*épilepsie* et à côté d'elle des mouvements épileptiques, communs à de nombreuses maladies nerveuses, de même il existe une affection aiguë appelée *chorée vulgaire*, ou *chorée de Sydenham*, et des *états choréiques*, qui n'ont que la valeur d'un syndrome causé par des affections diverses; nous nous occuperons d'abord de la chorée vulgaire.

Chorée de Sydenham. — Elle survient chez les enfants de 6 à 11 ans; il s'agit souvent d'enfants présentant des antécédents héréditaires nerveux. Alors, à l'occasion d'une infection quelconque, mais surtout d'une *scarlatine*, ou d'une attaque de *rhumatisme*, éclatent les symptômes de la chorée de Sydenham. Après quelques jours, pendant lesquels change le caractère de l'enfant, les mouvements choréiques apparaissent; ils débutent au bras, puis se généralisent, atteignant la face qui devient grimaçante et aussi la langue. Le front de l'enfant se ride et se déride, le cou exécute des mouvements de rotation, les paupières battent, l'œil tourne dans tous les sens;

l'articulation des mots devient pénible, explosive, la langue est mordue. Pour porter un verre à sa bouche, le petit malade exécute mille contorsions, comme s'il voulait faire rire, puis vide le contenu tout d'un trait. Sans cesse les jambes trépignent, battent la mesure sur le sol, les bras opèrent des mouvements coordonnés et incessants. L'enfant a conscience de son état, qui s'exagère dès qu'il veut y concentrer son attention ; le sommeil est calme.

Le choréique présente toujours un état mental troublé : difficulté pour apprendre, inattention. Après deux mois, la guérison survient ; très rarement l'agitation est assez intense pour entraîner la mort.

États choréiformes. — *a.* La chorée des *hystériques* est rythmique : ses mouvements représentent assez bien des gestes professionnels ; chorée *saltatoire,* quand le malade saute sur les pieds ; chorée *malléatoire* quand il fait le geste de frapper, de marteler ; chorée *rotatoire.* Les mouvements surviennent par accès, s'arrêtent sous l'influence de la pression ovarienne, quelquefois.

b. Chez les vieux *hémiplégiques,* se montre quelquefois une hémichorée du côté paralysé. Le caractère des mouvements est identique à celui de la chorée de Sydenham.

c. On donne à tort le nom de chorée à la maladie des *tics convulsifs* ; ici, les mouvements sont brusques, coordonnés, systématisés ; ils consistent dans la répétition automatique d'un acte naturel, comme le clignement, l'action de cracher, l'émission d'un son, l'élévation et l'abaissement brusques des bras. Dans l'intervalle des tics, il ne se produit pas de mouvements involontaires, mais fréquemment il s'adjoint au tic le phénomène de la *coprolalie,* ou émission brusque et *involontaire* d'un mot grossier ;

le malade offre toujours un état mental bizarre, des idées fixes, une monomanie.

Article III. — Troubles trophiques.

Zona. — Une des affections cutanées les plus communes est précisément une lésion trophique, le *zona*. C'est une affection aiguë, caractérisée par l'apparition de vésicules groupées sur des placards rouges, qui suivent la direction de filets nerveux et n'occupent qu'un côté du corps.

Le zona, encore appelé *herpes zoster*, peut affecter la forme épidémique, contagieuse.

Le zona évolue suivant trois phases, d'invasion, d'éruption, de dessiccation.

La période d'invasion est caractérisée par l'apparition de taches congestives, et de groupes de vésicules d'herpès, avec accompagnement de sensation de brûlure, ou de douleurs névralgiques le long du rameau nerveux de la région ; on observe parfois des phénomènes généraux, fièvre, inappétence.

Les taches congestives s'étendent le long de la branche nerveuse durant les trois premiers jours de l'affection, les vésicules d'herpès forment des groupements à leur surface ; la région est le siège des phénomènes douloureux, superficiels et profonds, rhumatoïdes, contusiformes ou névralgiques.

Puis (phase de dessiccation) les taches érythémateuses pâlissent, le contenu des vésicules se trouble, elles-mêmes se flétrissent et s'affaissent, se recouvrant d'une légère croûtelle ; du 8e au 12e jour, les croûtes tombent et sont remplacées par des macules brunâtres qui peuvent persister indéfiniment.

Les variétés du zona sont très nombreuses ; des complications peuvent survenir, constituant le zona pustuleux, hémorragique, ulcéreux, gangréneux.

Il peut siéger partout, mais ses régions de prédilection sont les nerfs intercostaux, les lombes, le nerf ophtalmique.

Le *zona ophtalmique* s'annonce par des douleurs de l'œil, de la rougeur de la conjonctive, de la photophobie. L'éruption apparaît sur la peau du front, dans son tiers interne, gagne l'aile du nez et la muqueuse pituitaire. La cornée peut s'enflammer, l'iris même: rarement on retrouve des vésicules d'herpès sur la conjonctive. Il peut laisser des cicatrices indélébiles du front et du nez.

Autres troubles trophiques. — Ils comprennent :

Pour la *peau* : le vitiligo, ou dépigmentation, les escarres ;

Pour le *tissu cellulaire*, les œdèmes nerveux (hystérie);

Pour les *os*, les fractures spontanées (tabes);

Pour les *articulations*, les arthropathies (tabes).

Pour les *muscles*, les atrophies musculaires diverses.

Article IV. — Hystérie

La variabilité indéfinie des symptômes ne permet pas de donner une définition clinique de l'hystérie. Dans sa forme la mieux caractérisée, cette maladie présente des *attaques convulsives*, que nous décrirons tout d'abord.

1. **Attaque convulsive.** — A la suite d'une émotion vive, d'une contrariété, d'une frayeur, ou sans cause connue, le malade éprouve une sensation de malaise vague, de constriction à la gorge, de dyspnée. Il lui semble qu'un corps rond, une *boule* (*aura*), lui remonte de l'épigastre au larynx; il porte souvent les mains à son cou, comme pour se

débarrasser de cet obstacle qui l'étouffe, puis les convulsions éclatent.

Le malade tombe à terre, agité de mouvements absolument désordonnés, il semble vouloir se débarrasser d'une étreinte ou d'un objet qui lui fait horreur; d'autres fois, il se roule sur le sol avec une grande violence, le bassin secoué de mouvements de flexion et d'extension, la tête agitée d'une sorte de rotation. La conscience est le plus souvent abolie, il peut exister du délire et des hallucinations, en rapport soit avec des scènes auxquelles le malade se croit présent, soit avec des pensées qui l'ont vivement frappé.

Dans certains cas, l'attaque nerveuse est assez caractéristique pour qu'on puisse y distinguer quatre périodes : la *période épileptoïde*, subdivisée comme l'attaque d'épilepsie (voir *Épilepsie*, p. 221) en trois phases dites tonique, clonique et de résolution; la période des *contorsions et des grands mouvements*, (*clownisme*); la période des *attitudes passionnelles* et des *poses plastiques* (*hallucinations*); enfin, une *période de délire*, qui marque la transition à l'état normal.

L'*état de mal hystérique* est constitué, de même que pour l'épilepsie, par la succession d'attaques, sans que le malade reprenne connaissance; mais tantôt il s'agit d'attaques complètes, tantôt de *petites attaques hystériques*.

Ces dernières manifestations, les plus fréquentes de l'hystérie, offrent de nombreuses variétés :

a. Tout d'abord les diverses phases de la grande attaque peuvent apparaitre isolément, constituant autant de petites attaques variées (attaque *syncopale*, a. de *spasmes*, a. *épileptoïdes*, a. de *contorsions*, a. d'*attitudes passionnelles*, a. de *délire*, a. de *contractures* (opisthotonos).

b. Ensuite, isolés, ou substitués à une des phases de la grande attaque, peuvent apparaître des phénomènes de *léthargie*, de *catalepsie*, de *somnambulisme*; au point de vue symptomatique, ils ne diffèrent pas de la léthargie, de la catalepsie, ou du somnambulisme *provoqués*.

Une des modalités les plus intéressantes de la crise hystérique est représentée par l'*attaque de sommeil*. Tantôt il s'agit d'un assoupissement progressif, précédé par l'aura habituelle, tantôt le malade tombe comme frappé d'apoplexie, tantôt enfin un sommeil invincible surprend les sujets au milieu de leurs occupations (*narcolepsie*).

Quelques hystériques sont sujets à des impulsions intermittentes, rappelant l'*automatisme ambulatoire* des épileptiques.

2° **Troubles moteurs.** — Ils tiennent une grande place dans l'histoire de la maladie; on les voit survenir surtout à la suite de traumatismes (*hystéro-traumatisme*) et consister soit en monoplégie, soit en hémiplégie ou en paraplégie. Toujours il s'agit d'une paralysie flasque : bras tombant, jambe traînante.

La *contracture* peut apparaître plus tard dans le membre paralysé; du même ordre sont le *blépharospasme*, le *torticolis*, l'*hémispasme glosso-labié*.

La *chorée hystérique* a, dans certains cas, la plus grande analogie avec la vraie chorée; mais le plus souvent c'est une chorée *rythmée* affectant différents types : haussement des épaules, sauts, chocs cadencés du pied sur le sol. Elle s'allie aussi à des *tremblements* variés, à oscillations tantôt rapides, tantôt lentes.

Dans le même groupe de symptômes, citons l'*astasie-abasie*, caractérisée par l'impossibilité de se tenir debout ou de marcher, contrastant avec l'intégrité de la force musculaire et des mouvements, quand le malade est couché.

3. Troubles de la sensibilité. — L'*anesthésie* doit être recherchée avec attention, car les malades l'ignorent. Tantôt légère, consistant en une simple diminution de la sensibilité, elle est d'autres fois *absolue*, intéressant tous les modes de sensibilité, au toucher, à la douleur, au froid, au chaud, ou *dissociée* (thermo-anesthésie et conservation de la sensibilité tactile, par exemple).

Sa *topographie* est très caractéristique, car on la trouve, ou bien étendue à tout le corps ou à une moitié (*hémianesthésie*), ou bien limitée à un segment de membre, à une articulation; on pique la peau à la racine de l'épaule je suppose, et on constate que la partie sensible et la partie insensible aux piqûres sont séparées par une ligne nettement circulaire.

Au delà de cette ligne de démarcation, sensibilité intacte; en deçà, anesthésie.

D'autres fois, l'anesthésie est distribuée en plaques, sur le tronc, mais *jamais elle ne correspond à un territoire de distribution d'un nerf.*

Les *muqueuses* participent aussi à l'anesthésie, de même que parfois le *goût* et l'*odorat*.

L'*hyperesthésie* atteint surtout des zones très limitées, *zones hystérogènes*.

On donne ce nom à des points du tégument cutané dont la compression fait naître l'attaque d'hystérie. Elles peuvent siéger un peu partout, au sein, au rachis, sur les membres, au genou, mais elles ont deux sièges de prédilection, l'*ovaire* chez la femme, le *testicule* chez l'homme.

L'hyperesthésie ovarienne est presque toujours du même côté que l'hémianesthésie, et lorsqu'une femme présente une hémianesthésie droite, on peut prévoir que cette femme indiquera le flanc droit comme siège de ses douleurs.

D'autres phénomènes névralgiques du même ordre sont intéressants à connaître : la douleur du sommet de la tête (*clou hystérique*), les migraines ordinaire et *ophtalmique* (voy. *Migraine*, p. 232), la *gastralgie*, les accès de *fausse angine de poitrine*, les *arthralgies*, etc.

4. **Troubles de l'intelligence.** — L'hystérique a le caractère bizarre, une impressionnabilité exagérée ; un besoin de mentir, de tromper se remarque souvent chez de tels malades ; eux-mêmes témoignent, à leur tour, d'une crédulité étonnante pour tout événement, surtout quand celui-ci est entouré de mystères ; aussi les faiseurs de miracles trouvent-ils chez les hystériques des complices dévoués, conscients ou non.

En dehors des attaques nerveuses, l'hystérique peut être atteint d'idées délirantes, et aboutir à la démence.

Presque toujours, on parvient, plus ou moins aisément, à provoquer le sommeil (*hypnotisme*).

Bien d'autres phénomènes morbides peuvent apparaître chez les hystériques. Certains troubles sont caractérisés par la répétition plus ou moins rapide et régulière d'actes physiologiques, par exemple les *baillements*, le *hoquet*, les *éternuements*, le *rire*, la *toux*, la *dyspnée* hystériques.

D'autres fois l'ensemble des symptômes observés fait penser à telle lésion d'un organe, ou à telle maladie générale.

Aussi a-t-on depuis longtemps regardé l'hystérie comme capable de revêtir le masque de presque toutes les maladies connues ; Charcot l'appelait « la grande simulatrice ». Le clinicien, pour établir le *diagnostic* doit donc rechercher certains signes de haute valeur, connus comme les *stigmates de l'hystérie*. Ce sont les zones hystérogènes, la sensibilité des ovaires (ovaralgie) ou des testicules à la pression, l'anesthésie de la peau et du pharynx, le *rétrécissement du champ visuel*, la *diathèse de contracture*.

Ce dernier stigmate, pathognomonique, consiste dans l'apparition d'une contracture sous l'influence de la ligature d'un membre, du tiraillement, de la percussion des tendons, de l'électrisation, etc.

Le diagnostic différentiel des attaques d'hystérie et d'épilepsie se fera à propos de l'épilepsie (voy. p. 221).

Causes. — La *cause* provocatrice de l'hystérie n'est pas toujours facile à déterminer.

Dans l'étiologie de l'affection, on reconnaît parmi les facteurs les plus importants : l'hérédité neuro-arthritique, les fatigues, les émotions morales, les traumatismes, les intoxications (hystéro-alcoolisme, hystéro-saturnisme) les maladies de l'appareil génital chez la femme, enfin la *contagion nerveuse*. Ce dernier facteur étiologique compte des exemples célèbres: les Ursulines de Loudun au XVIIe siècle, les Convulsionnaires de saint Médard n'étaient que des hystériques dont l'ignorance de l'époque faisait des possédées du diable. Aujourd'hui encore, l'hystérie est la source de toutes les guérisons dites miraculeuses.

Traitement. — Les principales indications du *traitement* de la maladie doivent être tirées surtout de la disparition des causes provocatrices.

L'*isolement* du malade et la *suggestion*, faite à l'état de veille ou pendant le sommeil hypnotique, donnent les meilleurs résultats.

Pendant les attaques nerveuses, il faut avoir soin d'étendre les malades sur le sol, et de les maintenir de façon qu'ils ne se fassent pas de mal; on desserrera les vêtements qui pourraient gêner la respiration.

La compression des ovaires donne souvent de bons résultats et permet de maîtriser les attaques trop longues ou trop violentes.

Les médicaments sont sans action, et l'emploi du bromure de potassium, si souvent conseillé, est absolument inutile.

ARTICLE V. — ÉPILEPSIE.

Maladie du système nerveux, caractérisée par des manifestations symptomatiques assez simples et que l'on peut réduire à trois :

1° Grandes attaques ou *grand mal*;

2° Petites attaques sans convulsions (*petit mal, vertiges, absences*) ;

3° *Troubles mentaux.*

CAUSES. — L'épilepsie peut apparaître au cours d'états pathologiques et, dans bien des cas, des affections telles que l'*éclampsie* des femmes en couches, les *convulsions de l'enfance*, celles qui apparaissent au cours de certaines *infections* ou d'*intoxications* (absinthe, alcool, plomb), peuvent être regardées comme des *épilepsies*, servant d'amorce à l'*épilepsie chronique*, ou *mal comitial.*

Mais la cause prédisposante dont le rôle est surtout manifeste, c'est l'*hérédité* : tous les dégénérés, tous les membres de la famille neuro-arthritique, aliénés, goutteux, épileptiques, hystériques, peuvent engendrer des épileptiques.

La maladie peut apparaître à tout âge, rarement toutefois après 20 ans. Aujourd'hui tous les auteurs s'accordent à rattacher les *convulsions*, si fréquentes dans l'enfance, à l'épilepsie. Les syndromes décrits autrefois sous le nom d'*asthme thymique* ou *spasme de la glotte*, ne sont pas autre chose qu'un paroxysme épileptique : ces convulsions de l'enfance ne sont souvent que les premiers pas dans une carrière convulsive. Si elles paraissent spontanées, c'est qu'elles peuvent se produire sous des influences très légères, telles que les irritations intestinales, si fréquentes chez les enfants dont l'alimentation est défectueuse.

Les *éruptions dentaires* éveillent volontiers les convulsions chez les enfants prédisposés. Chez l'épileptique adulte, l'éruption douloureuse d'une dent de sagesse peut faire réapparaître les attaques. Plus souvent l'épilepsie est excitée ou entretenue par des caries dentaires : on a cité des cas de guérison après l'ablation des dents malades.

Le caractère essentiel de tous les *accidents comitiaux*, c'est la perte de connaissance brusque, et l'amnésie consécutive.

1. Attaque de grand mal. — Certains malades éprouvent, avant de tomber, des sensations toujours très fugitives : un sifflement, une détonation, des hallucinations visuelles variées, une impression de froid ou de chaud, une secousse musculaire; d'aucuns ont une réminiscence rapide de quelque fait antérieur. Puis l'attaque survient, impressionnante par sa soudaineté : le malade pâlit, jette un cri et tombe; il tombe tout d'une pièce, comme une statue de son piédestal.

La crise se déroule en trois phases :

a. Phase tonique. — Le corps et les quatre membres sont raides, la mâchoire serrée sur la langue que mordent les dents, les globes oculaires convulsés en haut, la face rouge et boursouflée. La sensibilité est totalement abolie.

b. Phase clonique. — Bientôt la raideur tétanique

fait place à une série de secousses, puis de convulsions cloniques généralisées : tous les membres sont agités, ainsi que le corps, de mouvements qui prédominent d'un côté, et sont toujours moins extravagants que dans l'hystérie. Les traits de la face sont tiraillés; une écume sanguinolente sort de la bouche, sous l'influence d'une respiration haletante. Souvent les urines s'échappent à l'insu du malade ; il y a légère élévation thermique.

c. Phase de résolution. — Après une durée de deux à trois minutes, les convulsions cessent ; la physionomie, qui était grimaçante et horrible à voir, prend un aspect hébété, le malade reste dans un état comateux, pouvant se prolonger quelques minutes ou même une heure. Alors la connaissance revient lentement chez l'épileptique qui, courbaturé, en proie à une céphalalgie violente, ne tarde pas à s'endormir profondément. Au réveil, aucun souvenir ne lui est resté de l'attaque, et comme celle-ci survient souvent la nuit, les malades ne peuvent, dans ce cas, fournir aucun renseignement sur ce qui leur est arrivé.

L'état de mal épileptique est dû à la répétition des attaques sans retour à la connaissance, dans leur intervalle. Toujours il y a *hyperthermie* (40°), ce qui n'a jamais lieu dans l'état de mal hystérique. De plus ce dernier n'entraîne jamais la mort, qui peut, au contraire, survenir dans l'état de mal épileptique.

2. **Petit mal.** — Il présente deux variétés : le vertige et l'absence.

Dans le *vertige épileptique*, le malade tombe, esquisse quelques convulsions toniques et cloniques partielles, prononce des paroles sans suite, puis après une ou deux minutes, tout rentre dans l'ordre.

L'*absence épileptique* apparait brusquement, au milieu d'une occupation quelconque, d'une partie de cartes, d'une conversation; tout à coup le sujet pâlit, cesse de parler, fait quelques gestes bizarres, ou prononce sans suite des injures, des mots obscènes, puis, au bout de quelques secondes, revient à lui, continue sa conversation, ou reprend sa partie de cartes.

On désigne, sous le nom d'*automatisme ambulatoire*, des accès pendant lesquels le malade, absolument inconscient, exécute, durant plusieurs jours, des actes coordonnés, avec les apparences de la vie normale.

Jackson cite le cas d'un homme qui va au restaurant, y déjeune, paie, rentre chez lui, sans rien se rappeler.

Un malade de Charcot prend l'omnibus de la Madeleine, pour aller faire des livraisons, et se retrouve, après 14 heures, place de la Concorde, ses chaussures complètement usées. Pendant cette demi-journée, il avait marché tout le temps, les yeux grands ouverts, ne se rappelant que vaguement les endroits par où il avait passé.

D'autres fois les malades se livrent à des actes étrangers, à des exhibitions; tel le cas de ce professeur de musique, qui un beau jour, après sa leçon, se déshabille devant son élève.

3° **Troubles mentaux.** — L'intelligence est toujours affectée chez l'épileptique; on observe chez lui des modifications du caractère, qui est sombre, rancunier; ces malades se laissent facilement entraîner à des voies de fait.

Après l'attaque, on assiste quelquefois à des *impulsions* diverses, à un délire partiel, hypocondriaque; des épileptiques peuvent tuer sans motif une personne qu'ils ne connaissent pas, allumer des incendies, etc.

Tôt ou tard la démence survient d'une manière progressive.

Traitement. — La médication la plus efficace de l'épilepsie consiste dans l'emploi du *bromure de potassium*, à doses progressivement croissantes (jusqu'à 16 grammes et plus par jour).

Article VI. — Neurasthénie.

La neurasthénie est caractérisée, comme son nom l'indique, par un état de *faiblesse nerveuse* ; aux signes de dépression et d'épuisement s'adjoignent quelquefois des phénomènes d'excitation, d'où l'expression de *faiblesse irritable*, qui définit bien cet état morbide.

Cette maladie est loin d'être nouvelle; mais sa fréquence va considérablement en augmentant, et les malheureux qui en sont atteints s'imaginent souvent être sous le coup d'affections graves.

Causes. — La neurasthénie peut apparaître à la suite de *fatigues intellectuelles*, de *surmenage cérébral*, d'*émotions morales* et cela en dehors de toute influence héréditaire; elle peut donc constituer le premier membre de la famille des maladies nerveuses; mais souvent aussi l'*hérédité neuro-arthritique* est la cause prédisposante de la maladie.

Un jeune homme, à la suite d'un travail cérébral soutenu et doublé d'inquiétude, tel que celui de la préparation d'un concours, s'aperçoit que peu à peu sa mémoire s'est affaiblie. S'il veut penser à quelque chose, combiner des idées, il se sent bientôt la tête fatiguée; c'est alors qu'il éprouve dans les régions frontale et occipitale, à la nuque, un sentiment de constriction et de pesanteur très pénible, qui ne le quittera jamais complètement, s'aggravant même, à l'occasion de tout effort intellectuel soutenu.

Symptomes. — La *céphalée* est, en effet. de règle, dans la neurasthénie (*plaque cervicale, casque neurasthénique*).

De même ordre est la *rachialgie*, siégeant surtout aux lombes, et faisant croire à l'existence d'une affection médullaire.

Parmi les autres symptômes les plus importants citons les *vertiges*, la *constipation*, des phénomènes de *dyspepsie*, des troubles variés de la miction.

Souvent les neurasthéniques deviennent taciturnes, indifférents à ce qui les entoure, ils n'ont plus le pouvoir de fixer leur volonté; ils peuvent devenir *hypocondriaques* et s'imaginer être atteints de maladies du cœur, de l'estomac, du système nerveux.

Diagnostic. — Il peut être délicat dans certains cas, la neurasthénie se manifestant quelquefois par un symptôme unique, par une douleur fixe. De cet ordre sont: la langue (*glossodynie*), qui fait croire aux malades à l'existence d'un épithélioma; les *obsessions dentaires*, étudiées par Galippe, qui sont une variété de cette *topoalgie*.

La *durée* de l'affection, très variable, peut être indéfinie, avec des périodes d'amélioration; l'hystérie, la morphinomanie sont des complications assez fréquentes.

Article VII. — Névralgie faciale.

Les nerfs de la vie organique et les nerfs du système cérébro-spinal peuvent être le siège de manifestations douloureuses, généralement rémittentes, siégeant sur leur trajet; c'est à l'ensemble de ces phénomènes douloureux que l'on donne le nom général de *névralgie*.

Le plus souvent on ignore la lésion causale de ce

syndrome, c'est la névralgie simple ou *névralgie-névrose*; lorsque la lésion anatomique est manifeste sur le nerf, il s'agit d'une *névralgie-névrite.*

Nous prendrons comme type de névralgie la *névralgie faciale,* appelée encore *prosopalgie, névralgie du trijumeau* (V[e] paire). Le *tic douloureux de la face* n'est qu'une variété particulière de cette affection.

Description. — Les phénomènes douloureux affectent le plus souvent un seul côté de la face, et de préférence les rameaux de la branche ophtalmique du trijumeau.

Cependant le nerf maxillaire supérieur est atteint, assez souvent, beaucoup plus que le nerf maxillaire inférieur.

Sur une douleur *continue* vient se greffer une douleur *paroxystique,* sous la forme d'*accès.*

La douleur continue est assez légère, mais exagérée facilement par la pression du nerf, surtout en des points décrits en 1841 par Valleix :

Les uns répondent à l'émergence des branches nerveuses hors de leurs canaux osseux ;

Les autres à leur épanouissement sous la peau, au sortir d'un muscle.

Nous donnons le tableau de ces *points douloureux,* qui sont assez constants pour la plupart.

Points douloureux dans la névralgie du trijumeau.		
	I. *Ophtalmique.*	1. *P. sus-orbitaire,* au niveau du trou sus-orbitaire.
		2. *P. palpébral,* partie externe de la paupière supérieure.
		3. *P. oculaire,* sur le globe de l'œil.
		4. *P. nasal,* sous le grand angle de l'œil.
	II. *Maxillaire supérieur.*	1. *P. sous-orbitaire,* sous la paupière inférieure.
		2. *P. malaire.*
		3. *P. alvéolaire,* des dernières molaires supér.
		4. *P. labial et palatin* (rares).
	III. *Maxillaire inférieur.*	1. *P. temporal,* devant l'oreille.
		2. *P. pariétal.*
		3. *P. lingual.*
		4. *P. labial* (lèvre inférieure).
		5. *P. mentonnier.*

Trousseau a mentionné un point douloureux au niveau des apophyses épineuses des *deux premières vertèbres cervicales*, en dehors du domaine du nerf.

La photophobie est fréquente; de plus, les mouvements les plus légers de la face et du cou exaspèrent la douleur continue et suffisent pour faire apparaître les *douleurs paroxystiques*.

Celles-ci se répètent alors coup sur coup, constituant les *accès douloureux* de la névralgie faciale. Leur intensité est extrême, mais leur durée rapide, souvent à la façon d'un éclair; les malades les décrivent de la façon la plus hyperbolique, comparant la douleur à un broiement, à un déchirement, à une décharge électrique.

Les accès durent de quelques minutes à plusieurs heures ; souvent leur répétition affecte une périodicidé parfaite.

La névralgie faciale se localise quelquefois à la langue, c'est une variété de *glossodynie,* puisque sous ce nom on désigne encore le rhumatisme musculaire de la langue.

Une variété intéressante de la névralgie linguale, que Verneuil a décrite sous le nom d'*ulcérations imaginaires de la langue*, est caractérisée surtout par de violentes douleurs, localisées en un point fixe de la langue, de telle sorte que le malade a l'illusion d'une ulcération ou d'une tumeur, sans qu'il y ait la moindre lésion matérielle appréciable.

Le point douloureux, très fixe, est le plus souvent situé vers le bord de l'organe, et au niveau de la partie antérieure du V lingual.

Le malade y éprouve, soit d'une façon intermittente, avec paroxysmes, soit d'une manière continue avec exacerbations, une douleur aiguë, lancinante, qui devient rapidement insupportable. Elle peut s'irradier autour du point central dans la moitié correspondante de l'organe.

La mastication, la parole, divers mouvements exaspèrent la douleur qui peut persister ainsi des mois et des années.

A l'examen, la langue est lisse, souple, ne présente ni ulcération, ni tumeur, ni induration au toucher. On trouve seulement quelque papille un peu grosse, ou un sillon plus profond que les autres, au niveau du siège de la douleur ; et c'est sur cette lésion minime que les malades reportent leur inquiétude, s'imaginant souvent être atteints d'un cancer.

Ce qui est intéressant dans l'histoire des ulcérations imaginaires de la langue, c'est qu'il s'agit en général d'arthritiques, ou de neurasthéniques, souvent aussi de candidats à l'hypocondrie ou à la paralysie générale. Les neuro-pathologistes voient de tels sujets se plaindre de souffrir de la langue; ils se rendent chez différents médecins ou chirurgiens-dentistes; on a beau leur assurer qu'ils n'ont pas de cancer lingual, ils persistent dans leur conviction; puis on apprend que plus tard se sont manifestés les signes non douteux de la paralysie générale.

Donc, le *cancer imaginaire de la langue* marque souvent le début de cette grave affection nerveuse.

La douleur de la névralgie faciale s'accompagne souvent de troubles *sécrétoires* (larmoiement, sécrétion nasale, salivation) et de phénomènes *vasomoteurs*, aspect luisant et rouge de la peau, distensions veineuses, œdème des paupières, injection conjonctivale. On a noté des troubles *trophiques* graves, le zona ophtalmique, l'hémiatrophie faciale. Les cheveux, les poils peuvent tomber ou grisonner; on a observé des altérations de la *langue noire pileuse*.

Chez certains malades, Trousseau remarqua l'apparition de *contractions convulsives* rapides et multipliées dans la moitié correspondante de la face, quelquefois avec propagation des secousses au cou et aux membres.

Il compara ces accès, au point de vue de leur soudaineté et de leur durée, avec l'aura épileptique, et fit ressortir les analogies qui existent entre les deux phénomènes; pour ces diverses raisons, Trousseau désigna cette variété sous le nom de *névralgie épileptiforme*. On reconnaît à cette forme, *très tenace*, de la névralgie faciale, deux variétés : le *tic douloureux de la face*, caractérisé par les phénomènes ordinaires de la prosopalgie et les secousses convulsives, et la *névralgie épileptiforme* proprement dite, dont l'apparition est brusque ; la douleur est d'une extrême violence; le malade pousse des cris, porte vivement les mains à son visage, comprime et parfois frictionne la région douloureuse; puis, en quelques secondes, la douleur disparaît spontanément. Si le malade était assis; on le voit se lever en poussant des gémissements, ou bien il se répand en imprécations : sa figure est grimaçante.

Diagnostic. — Il est simple. Les malades confondent souvent la névralgie faciale avec l'*odontalgie*, et nombreux sont les exemples de ces malheureux qui se font enlever des dents saines, dont l'avulsion ne met pas fin à leurs douleurs.

La *migraine*, avec ses accès éphémères, se manifestant au cours d'une santé parfaite, et s'accompagnant de nausées et de vomissements, ne saurait guère être l'objet d'une méprise.

Mais il importe, avant tout, d'établir le *diagnostic étiologique* de la névralgie faciale.

La *syphilis*, la *malaria* sont fréquemment inscrites dans les observations de prosopalgie ; la thérapeutique a souvent triomphé dans de semblables cas : le mercure combiné à l'iodure de potassium dans le premier, l'emploi du sulfate de quinine, dans le second, ont pu amener la guérison des névralgies faciales rebelles.

D'autres maladies constitutionnelles peuvent être en cause : les intoxications par le *plomb*, le *mercure*, etc. ; il en est de même de la *goutte*, des lésions *traumatiques*, des congestions de l'*encéphale* et de la partie supérieure de la moelle.

Traitement. — Il est, dans bien des cas, d'ordre exclusivement chirurgical. Il comprend l'élongation, la section, la discision des branches nerveuses, l'excision du ganglion de Gasser, interventions très justifiées dans les *formes graves* de la névralgie faciale, surtout quand il s'agit d'un rétrécissement par ostéopériostite des trous grands, rond et ovale, ou des canaux osseux que suivent les branches nerveuses dans les deux maxillaires. Il en est de même encore quand les branches terminales nerveuses sont irritées par la présence d'un corps étranger, une tumeur, une inflammation osseuse, un cal, et particulièrement quand il y a *sclérose* gingivale chez les édentés.

La *névralgie des édentés* mériterait un chapitre spécial, à cause de sa gravité et de l'impuissance de l'intervention chirurgicale même.

Il s'agit souvent, il est vrai, de malades dont l'hérédité neuropathologique est lourdement chargée. Dans ces cas, le système nerveux finit toujours par subir des atteintes profondes : la *neurasthénie*, l'*hypocondrie*, se développent forcément sous l'influence d'une perpétuelle souffrance. D'ailleurs, l'alimentation est plus ou moins entravée, à cause des douleurs réveillées par la mastication, et, partant, la nutrition générale est compromise. On connaît des observations de névralgie des édentés, où l'on voit des malheureux subir successivement l'élongation, la résection des branches nerveuses, enfin l'extirpation du ganglion de Gasser. Le plus souvent la guérison semble assurée, puis, au bout de quelques mois, la névralgie reparaît. Souvent, las de souffrir, les malades finissent par le suicide.

ARTICLE VIII. — MIGRAINE.

La migraine est une névrose caractérisée par des accès de céphalalgie, accompagnés souvent de nausées et de vomissements.

Il existe une variété de migraine très importante, la *migraine ophtalmique*, ainsi appelée à cause des accidents qu'elle amène du côté de la vision.

L'accès de migraine est souvent prévu par les malades : ils ressentent, en se levant, un malaise général, accompagné d'une irritation très grande, d'une véritable hyperesthésie sensorielle.

Puis la douleur de tête éclate : d'abord limitée à un point d'une région temporale, ou bien autour des orbites, elle ne tarde pas à s'étendre à toute la tête, quelquefois à un seul côté, d'où son nom de migraine (hémicrânie). La douleur est lancinante et gravative, les rémissions entre chaque accès ne sont jamais complètes et le moindre mouvement, la marche, l'ascension d'un escalier, exaspèrent la céphalalgie.

La face est ou bien pâle, ou bien très injectée. Le malade fuit la lumière et le bruit et reste souvent couché jusqu'à la fin de la crise, qui dure en moyenne de 10 à 24 heures, pendant lesquelles son travail intellectuel est rendu impossible. La fin de l'accès est souvent annoncée par des sensations nauséeuses, rappelant le mal de mer. Des vomissements terminent l'accès, mais les malades ne sont complètement remis que lorsqu'ils ont pu manger.

La fréquence des accès est très variable ; revenant tous les mois, tous les 15 jours, ou plus souvent, ils ne laissent pas trace de leur passage, si bien que, dans l'intervalle des accès, les malades vivent de la vie commune et n'éprouvent aucun malaise.

La migraine est plus fréquente chez la femme que chez l'homme. Les travaux intellectuels soutenus, les émotions de toutes sortes, certaines odeurs, une lumière trop vive peuvent réveiller l'accès chez le malade. Celui-ci appartient toujours héréditairement à la famille neuro-arthritique.

La variété ophtalmique peut être même symptomatique, comme nous allons le voir, de maladies graves du système nerveux.

Migraine ophtalmique. — Elle débute après une fatigue ou sans cause, par les *troubles visuels* suivants : les malades ont la vision d'un cercle lumineux, d'un globe de feu, ou d'une ligne lumineuse en zig-zag, analogue à un éclair.

L'hallucination visuelle la plus fréquente est constituée par ce qu'on a décrit sous le nom de *scotome scintillant* : c'est une image qui rappelle par sa configuration une enceinte fortifiée à la Vauban. Tantôt le scotome présente sur la ligne de fortification des teintes jaunes, tantôt des tons rouges et verts, et, à l'intérieur resté obscur de la zone lumineuse, on aperçoit comme une espèce de fumée, de vapeur plus ou moins épaisse, vibrant comme l'atmosphère qui entoure un poêle en activité. Le cercle, d'abord étroit, s'élargit progressivement, et enfin finit par disparaître.

Alors un nouveau phénomène lui succède, l'*hémiopie*, c'est-à-dire qu'en regardant quelqu'un en face, le malade ne voit distinctement que la moitié de la figure.

A partir de ce moment, une douleur se fait sentir dans l'œil affecté, et au-dessus. Peu à peu les phénomènes oculaires disparaissent, mais la douleur persiste et des vomissements peuvent survenir.

Le syndrome n'est pas toujours aussi complet que dans la description précédente : les troubles visuels peuvent exister seuls, ou bien les phénomènes sont dissociés et apparaissent à intervalles éloignés.

A côté de la migraine ophtalmique *vraie*, il y a une forme appelée migraine ophtalmique *accompagnée*. Tandis que la première forme est bénigne, la seconde est grave, car ces *accompagnants* peuvent assombrir la situation : ce sont des engourdissements des extrémités, de la face, l'aphasie transitoire, des convulsions épileptiformes partielles. C'est dans ces cas-là surtout que l'on voit la migraine ophtalmique être symptomatique d'un début de *paralysie générale*; on doit donc être très réservé au sujet de son pronostic.

L'accès ne dépasse pas en général une heure; il est toujours suivi d'abattement.

Diagnostic. — Il ne présente pas de difficulté : les malades savent très bien eux-mêmes de quoi il s'agit.

La *névralgie faciale*, en particulier, est le plus souvent unilatérale, mais siège sur le trajet d'un nerf et s'accompagne de points douloureux à la pression.

Article IX. — Paralysie faciale.

On donne le nom général de *paralysie* à l'abolition complète de la faculté de contraction musculaire sous l'influence de la volonté; il y a disparition de la *motilité volontaire*.

La paralysie peut être de cause *musculaire* ou *nerveuse*.

De beaucoup les plus fréquentes, les paralysies nerveuses relèvent soit de lésions *centrales* (hémiplégie, paraplégie, monoplégies cérébrales ou médullaires), soit de lésions *périphériques* (traumatismes, névrites infectieuses, toxiques, du diabète, etc.).

Parmi les types anatomiques de paralysie périphérique, deux des plus fréquents sont la *paralysie du nerf facial*, et la *paralysie du nerf radial*.

Nous décrirons la paralysie du nerf facial (VIIe paire), bien étudiée pour la première fois, en 1825, par Ch. Bell (*Maladie de Ch. Bell*).

Symptomes. — La *paralysie faciale* est essentiellement caractérisée par la perte des mouvements dans tous les muscles sous-cutanés du crâne et de la face, *excepté le masseter et le temporal*.

Le visage du malade frappe immédiatement par son *asymétrie* : la commissure labiale du côté sain est tirée en haut et en arrière, tandis que celle du côté paralysé est tombante, impuissante à retenir la salive qui s'écoule au dehors; les rides du front et le sillon naso-labial sont effacés du côté atteint, l'aile du nez correspondante reste immobile pendant la respiration, les larmes s'écoulent le long de la joue, par paralysie du muscle de Horner.

Fait-on parler, rire le malade, alors l'asymétrie s'accuse davantage; le malade ne peut ni siffler, ni souffler.

Le voile du palais prend part à la paralysie, la langue est déviée du côté sain. La prononciation des labiales, la mastication et la déglutition sont pénibles; les aliments tombent entre les dents et les lèvres.

Enfin, par suite de la prédominance d'action du muscle releveur de la paupière, innervé par le nerf de la IIIe paire, l'occlusion de l'œil est incomplète pendant le sommeil.

Dans quelques cas, on note une diminution du goût, de la sécrétion salivaire et des troubles de l'ouïe.

Les réactions électriques sont d'une grande importance, car elles varient avec la gravité de la paralysie.

Dans la *forme légère*, les réactions électriques des muscles restent normales et la guérison survient en deux ou trois semaines.

Dans la *forme grave*, la réaction de dégénérescence est constante et la guérison peut retarder pendant six mois et plus.

Cette *durée* de la paralysie faciale dépend de sa *cause*, dont il faut s'attacher à déterminer le diagnostic.

La paralysie faciale *périphérique* peut survenir à la suite de toute *maladie infectieuse.*

En leur absence, on songera : à une *compression* (tumeur, suppuration du rocher ou de l'oreille moyenne, néoplasme de la parotide) ; à un *traumatisme*, portant sur le rocher ou la parotide ; à une *maladie nerveuse*, surtout le *tabes* (paralysie faciale, éphémère, disparaissant spontanément).

Le *froid*, les *courants d'air*, si souvent invoqués dans les observations, n'ont aucune action propre ; tout au plus peuvent-ils mettre en jeu l'*hérédité neuro-arthritique*.

On sait maintenant que la prédisposition de certains individus à contracter cette maladie doit être attribuée à l'hérédité. On a même rapporté des cas d'hérédité similaire, et Charcot cite une famille dont l'histoire pathologique peut être résumée dans le tableau suivant :

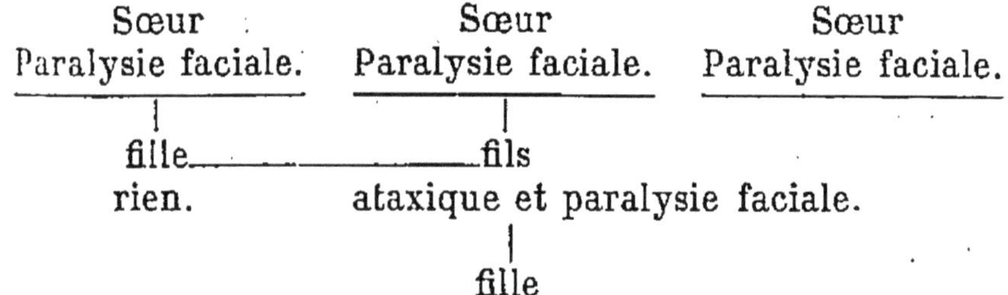

Maintes fois la paralysie faciale doit donc être rattachée à la famille névropathologique, dont elle constitue un des membres les plus importants.

CHAPITRE XI

MALADIES DE LA GORGE

ARTICLE Ier. — ANGINES.

On désigne sous le nom commun d'*angine*, l'inflammation des différentes parties de l'isthme du gosier et du pharynx buccal.

SYMPTOMES. — Toute angine a des *symptomes fonctionnels* et quelquefois des *signes locaux*.

Troubles fonctionnels.— Ce sont: la *sécheresse* de l'isthme du gosier et du pharynx, les sensations de cuisson et de picotement dans la gorge; la *difficulté de la déglutition*, qui est douloureuse et se fait avec efforts; l'endolorissement à l'angle de la mâchoire, accompagné de raideur du cou; des douleurs d'oreille, souvent accompagnées de bourdonnements et de surdité.

Signes locaux. — On explore le pharynx par l'*inspection directe,* l'examen au *miroir* et le *toucher digital.*

L'inspection directe est souvent difficile chez l'enfant; on doit l'emmaillotter dans un drap; le médecin en pinçant le nez du malade le force à desserrer les dents pour respirer, et profite de cet instant pour introduire l'abaisse-langue.

Dans une bouche bien éclairée par le jour d'une fenêtre, ou une cuiller formant réflecteur, rappelons ce qu'on voit (fig. 41): les lèvres écartées découvrent les *arcades dentaires*, de chaque côté la *muqueuse des joues*; en haut une voûte inclinée en bas et en arrière, formée par la *voûte palatine et le voile du palais*; elle se termine, sur la ligne médiane, par la *luette*. En déprimant progressivement la langue on aperçoit l'*isthme du gosier*, limité par les *piliers antérieurs*, à l'aspect lisse, derrière eux les *amygdales buccales*, d'aspect spongieux, cachant souvent les *piliers postérieurs*, plus rapprochés l'un de l'autre,

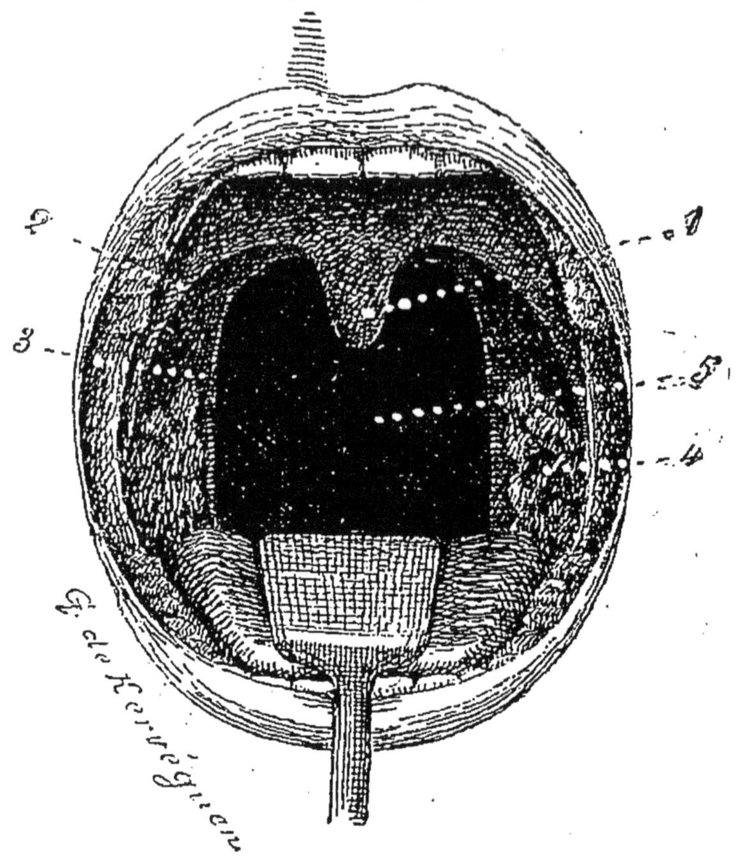

Fig. 41. — Aspect de la bouche ouverte.

Dans cette figure il faut considérer un plan postérieur très noir, formé par les piliers postérieurs, enfin, un premier plan, encore moins noir, formé par les piliers antérieurs et la luette. Entre les piliers, se voient les amygdales. La langue est maintenue par un abaisse-langue.

1, luette ; 2, pilier antérieur ; 3, pilier postérieur ; 4, amygdale ; 5, paroi postérieure du pharynx

et circonscrivant une boutonnière étroite, à travers laquelle apparaît la *paroi postérieure du pharynx*, rose et soulevée de petites glandules. A l'état normal toutes ces parties sont humectées de salive.

Bien que la notion vraiment importante dans une angine soit la cause pathogénique, c'est d'après les différents *aspects* de l'isthme du gosier, qu'on doit s'engager vers tel ou tel diagnostic.

§ 1er. — *Angines chroniques.*

Dans la clinique journalière, on observe 3 variétés d'angines chroniques.

1. Angine granuleuse. — CAUSES. — Il s'agit de gens qui fatiguent leur pharynx, chanteurs, gros fumeurs, alcooliques.

SYMPTOMES. — Les malades éprouvent continuellement à la gorge de la sécheresse et du chatouillement, un peu de dysphagie, surtout le matin au réveil. A force de mouvements très difficiles, des mucosités visqueuses, épaisses, sont expulsées. La muqueuse du pharynx prend un aspect rouge permanent, avec *saillies granuleuses*, qui sont les glandules hypertrophiées, sécrétant un exsudat blanchâtre, adhérent. L'action du froid, d'un repas copieux aggravent les symptômes et donnent naissance à des poussées aiguës.

2. Amygdalite lacunaire chronique. — Suivant qu'une angine se localise de préférence sur telle partie, on dit *pharyngite, amygdalite.* Dans cette variété, les amygdales buccales sont volumineuses; quand on les comprime avec l'abaisse-langue, on fait sourdre, par les orifices des cryptes, de petits bouchons crémeux.

3. Hypertrophie des amygdales. — La forme la plus fréquente des angines chroniques est celle que caractérise l'hypertrophie des amygdales. Elles apparaissent saillantes hors des piliers, se touchant quelquefois sur la ligne médiane, de la grosseur d'une cerise, d'un œuf de pigeon. De couleur tantôt rouge foncé, tantôt pâle, elles offrent une consistance variable, molle ou dure, quelquefois cartilagineuse.

Dans cette variété d'angine, les amygdales sont constamment adhérentes au voile du palais ; un stylet recourbé ne peut passer entre l'amygdale et le pilier correspondant.

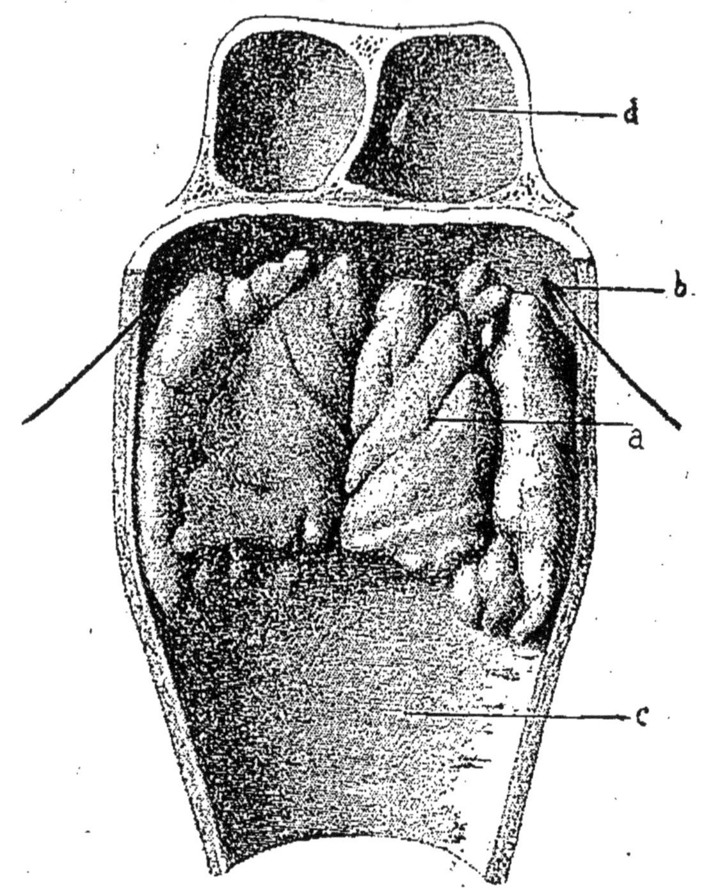

Fig. 42. — Tumeurs adénoïdes, profil (d'après Castex et Lacour). *a*, tumeurs adénoïdes ; *b*, sinus sphénoïdal ; *c*, trompe d'Eustache ; *d*, langue ; *e*, voile du palais.

4. **Tumeurs adénoïdes.** — C'est avec l'hypertrophie des amygdales buccales que coexistent souvent les *tumeurs adénoïdes* (fig. 42).

Symptomes. — Elles sont caractérisées par l'hypertrophie des autres amygdales et des follicules lymphatiques qui forment un anneau à la partie supérieure du voile du pharynx, derrière le voile du palais.

Il y a rétrécissement du pharynx; aussi l'enfant, atteint de tumeurs adénoïdes, respire-t-il par la bouche, le jour et la nuit, d'où ronflement continuel et accès de dyspnée nocturnes, avec sueurs profuses.

L'examen au miroir est utile dans ce cas : l'hypertrophie de l'*amygdale linguale* apparait sous la forme d'une masse rouge pâle (fig. 42) à surface mamelonnée, en arrière du V lingual. De plus, l'arrière-cavité des fosses nasales est remplie d'excroissances polypiformes, ou de masses mamelonnées.

Le *toucher* avec l'index est précieux et permet de déterminer le point d'implantation des tumeurs adénoïdes. Elles donnent la sensation d'amas de vers de terre pelotonnés; le doigt ramène du sang et des débris de tissu amygdalien.

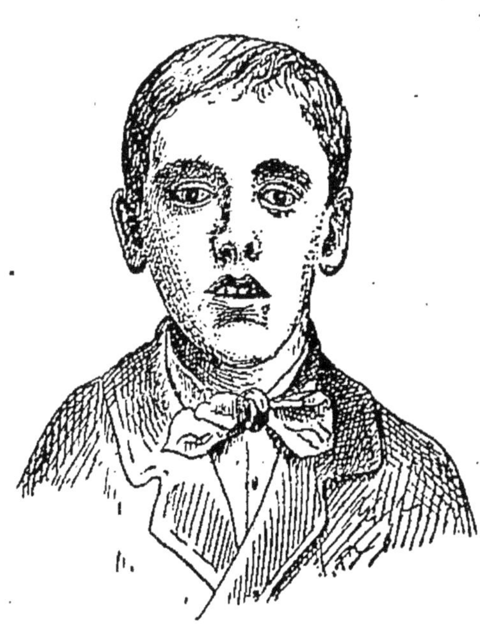

Fig. 43. — Facies adénoïdien (d'après Chatellier).

On peut observer, en plus, une saillie des follicules du pharynx inférieur suivant deux colonnes, situées derrière et parallèles aux piliers.

Abandonnées à elles-mêmes, les tumeurs adénoïdes ne tardent pas à engendrer d'autres troubles. En effet, par suite de la respiration buccale, le nez de l'enfant s'arrête dans son développement. La bouche béante donne un air hébété (fig. 43); le regard est atone, voilé, les pommettes des joues sont aplaties. Le nez est rétréci, à ouverture dirigée en haut et en avant; la voûte palatine se présente étroite, en forme d'ogive. De plus, tandis que les deux branches du maxillaire supérieursont rapprochées, formant un angle très aigu, le maxillaire inférieur se développe outre mesure, si bien que les dents inférieures dépassent les supérieures. La trompe d'Eustache participe à l'inflammation, l'enfant peut présenter de la surdité, une toux coqueluchoïde.

Enfin, à la longue, surviennent souvent des déformations costales de l'anémie.

Traitement. — Il y a nécessité absolue d'enlever de bonne heure, par le curettage les tumeurs adénoïdes, afin de rétablir le cours libre à l'air de la respiration.

§ 2. — *Angines aiguës.*

L'isthme du pharynx, dans une angine aiguë, est ou bien *rouge*, ou bien recouvert d'un *enduit pultacé*, ou d'une *fausse membrane* plus ou moins adhérente; enfin, il peut offrir un aspect *gangréneux*.

Or, quel que soit l'état de la gorge, dans une angine aiguë, les ressources seules de l'observation clinique ne suffisent pas toujours à distinguer un cas bénin d'une angine grave par sa nature. Aussi bien, comme il existe avant tout deux variétés graves d'angines aiguës, on doit s'attacher tout d'abord à rechercher, le plus rapidement possible, si c'est de l'une ou de l'autre de ces deux variétés qu'il s'agit.

1. Angine diphtérique et angine à streptocoques. — Ce sont l'*angine diphtérique* et l'*angine à streptocoques* ; elles peuvent être associées.

Leur caractéristique est la production de *fausses membranes* (1). On désigne sous ce nom une production blanc grisâtre, formée par un réseau de fibrilles de fibrine, englobant des cellules épithéliales modifiées, des leucocytes et des microbes. Solide, résistante et très cohérente, une fausse membrane flotte dans l'eau sans jamais s'y désagréger, ce qui la distingue des *enduits pultacés*.

La couleur des fausses membranes ne varie guère avec la spécificité de l'angine ; le bacille diphtérique et le streptocoque donnent tous les deux des fausses membranes grisâtres. Elles augmentent d'épaisseur et envahissent, suivant les cas, toute la gorge en un jour, ou restent localisées en un point. Leur reproduction se fait ou non, et plus ou moins vite, après ablation, suivant la vitalité du microbe. On les rencontre en n'importe quel point de l'isthme du gosier ; la luette est souvent encapuchonnée par elles ; membraneuses sur le pharynx, elles sont irrégulières et épaisses dans les cryptes de l'amygdale.

Diagnostic. — Le seul moyen de faire le diagnostic est l'examen bactériologique, car la clinique n'apprend qu'une chose, c'est l'existence de fausses membranes, lesquelles peuvent se produire aussi dans une autre variété, l'*angine herpétique*, cause journalière d'erreurs graves, car l'*herpès* du pharynx est une lésion essentiellement bénigne.

Donc, à l'aide d'un petit tampon de coton hydrophile, ou simplement avec une pince, on détache

(1) Il y a bien deux autres espèces microbiennes, le staphylocoque et le pneumocoque, susceptibles de produire des fausses membranes ; mais elles sont bénignes et, de plus, elles sont rares.

un fragment de la fausse membrane, dont on va se servir pour pratiquer le double examen suivant :

a) Un frottis sur lame de la membrane sera traité par la méthode de Gram ;

b) Au moyen d'un fil de platine, on grattera la surface de la fausse membrane, et on ensemencera deux ou trois tubes de sérum coagulé.

On peut aussi prendre, au moyen d'une spatule, directement le produit dans la gorge et l'ensemencer ; toutefois, ce procédé est souvent difficile chez l'enfant.

Ce double examen permettra, dans le cas de diphtérie, de faire les constatations suivantes :

Présence dans la fausse membrane, de bâtonnets à bouts arrondis et un peu amincis, souvent groupés en amas à directions parallèles, colorés par la méthode de Gram.

Les tubes de sérum, après 18 heures de séjour dans une étuve à 37°, présenteront sous forme de taches rondes, blanc grisâtres, des colonies bien développées du bacille de la diphtérie, découvert par Klebs et Lœffler. Car *le bacille de la diphtérie est le seul qui pousse aussi rapidement sur sérum.*

L'examen bactériologique permet encore de savoir si le streptocoque existe dans la fausse membrane, à l'état isolé, ou associé au bacille diphtérique.

Mais quel que soit le microbe infectant, une angine à fausses membranes présente toujours en plus des signes généraux d'intoxication, produits par la diffusion des poisons que sécrète localement le microbe en cause. L'étude de ces poisons ou toxines a permis d'expliquer les troubles organiques variés que l'on observe au cours de la diphtérie, en particulier les *paralysies diphtériques*, dont on peut provoquer l'apparition chez les animaux en leur injectant la toxine diphtérique.

C'est surtout dans les formes d'angines mixtes (*bacille dipthérique* et *streptocoque, bacille diphtérique* et *staphylocoque*) que l'on observe ces énormes *adénites* des ganglions sous-maxillaires et cervicaux.

On sait aussi, qu'en outre de la propagation de la diphtérie au larynx (*croup*), à la muqueuse nasale (*coryza di phtérique*), de nombreuses complications peuvent aggraver la plus simple angine diphtérique; la *broncho-pneumonie* est la plus importante.

2. Angine herpétique. — SYMPTOMES. — Elle se manifeste par une invasion de symptômes beaucoup plus bruyants que l'angine diphtérique : frisson unique ou frissonnements, céphalalgie violente, fièvre intense accompagnée de congestion de la face, d'anxiété et d'insomnie, état saburral, soif vive, nausées et vomissements.

Au bout de 24 heures, se montrent les premiers signes locaux, douleur et salivation ; si l'on pratique l'examen, on trouve des amygdales rouges et tuméfiées; sur le fond érythémateux se développent bientôt les *vésicules d'herpès*, opalines, entourées d'une auréole rosée et disposées en un semis plus ou moins abondant. Comme ces vésicules ont une durée éphémère, il est rare de pouvoir les surprendre, et d'ordinaire le malade s'offrè à l'examen, lorsque les vésicules sont déjà rompues. A leur place on constate donc de petites *exulcérations*, tapissées de *fausses membranes*, dont la distribution et la disposition correspondent souvent au groupement des éléments éruptifs eux-mêmes (éruption polycyclique). C'est surtout dans les formes à grandes plaques mal limitées que le fond de la gorge présente un aspect diphtéroïde.

D'une façon générale, l'angine herpétique prête à

confusion, surtout avec la *diphtérie* et les *plaques muqueuses du pharynx.*

Nous avons vu que le premier diagnostic repose sur l'examen bactériologique. Quant aux *syphilides secondaires*, ce sont des lésions à contours moins réguliers, non polycycliques; leur sécrétion est moins abondante, elles sont enfin secondaires à un chancre induré, à une éruption de roséole.

L'angine herpétique est sans gravité ; elle peut être suivie, à bref délai, d'une poussée de vésicules d'herpès sur les lèvres, les organes génitaux externes, le tégument cutané (voy., p. 139).

3. Angines à dépôts pultacés. — A côté des angines précédentes, diphtérique, à streptocoque, à staphylocoque, à pneumocoque, herpétique, qui toutes sont caractérisées par la production de fausses membranes, il existe une variété d'angines infectieuses dont la lésion locale présente, vers le troisième jour, des dépôts *pultacés*. Ce sont des amas de débris épithéliaux, n'ayant pas la propriété de s'étendre aux parties voisines, mais pouvant se reproduire sur place, en tout cas, dépourvus d'adhérence, et se laissant facilement désagréger dans l'eau.

Symptomes. — Les signes du début sont ceux de toute angine, rougeur, déglutition douloureuse, etc.

Les concrétions pultacées se développent au troisième jour sur les *amygdales*, tuméfiées.

La réaction générale est tantôt des plus vives, rappelant l'invasion de l'angine herpétique, tantôt peu accusée, ou rappelant le début d'une angine diphtérique. La durée est variable, on voit des malades chez lesquels la terminaison d'une angine pultacée simple se termine rapidement par une crise générale (polyurie, sueurs), d'autres qui traînent une convalescence pénible avec faiblesse et état anémique.

4. Angines secondaires. — On peut désigner sous ce nom les inflammations de l'isthme du gosier survenant au cours de l'érysipèle, la scarlatine, la rougeole, la fièvre typhoïde, la grippe, la polyarthrite rhumatismale aiguë, au cours de certaines intoxications par le mercure, l'iodure de potassium, la belladone. Ce sont des *angines rouges*, demeurant telles pendant toute la durée de l'affection locale, ou bien se recouvrant d'enduits pultacés (scarlatine). Quelques-unes, comme l'angine rhumatismale, ont pour caractère l'intensité des phénomènes douloureux.

5. Angines suppurées. — L'angine aiguë la plus simple dans sa cause peut aboutir au *phlegmon*; c'est affaire de degré surtout; et le côté intéressant dans une angine phlegmoneuse, c'est essentiellement la *localisation anatomique* de l'abcès, à cause des complications de voisinage et des fusées purulentes qui peuvent se faire dans une région où vaisseaux et nerfs sont proches.

On distingue l'*amygdalite phlegmoneuse*, l'*abcès rétro-pharyngien* et l'*abcès latéro-pharyngien*.

CHAPITRE XII

MALADIES DE LA RÉGION DU COU.

ARTICLE Ier. — PHLEGMONS ET ABCÈS DU COU.

ÉTIOLOGIE. — Il est un ensemble de causes générales pour toutes les variétés observées de phlegmon du cou.

Le sexe masculin est prédisposé, surtout le jeune âge, dans lequel l'évolution de la dent de sagesse, les amygdalites fréquentes jouent un rôle considérable ; elles constituent la porte d'entrée la plus ordinaire de l'agent infectieux. Souvent aussi, ce dernier s'introduit à la faveur de lésions bien moins importantes, et incapables d'attirer l'attention : érosion légère des lèvres, furoncle, acné suppuré de la face; dans les hôpitaux d'enfants, il n'est pas rare de voir des suppurations de cette région survenir à la suite de lésions produites par le grattage que provoque la présence de poux ou de croûtes de gourme sur le cuir chevelu.

L'adéno-phlegmon de la région cervicale se montre surtout à la faveur d'une lésion des muqueuses : ulcérations buccales, nasales, pharyngées, laryngées. Aussi les maladies générales à détermination bucco-pharyngée produisent-elles facilement l'infection ganglionnaire ; grippe, fièvre typhoïde, scarlatine, diphtérie.

Les *lésions dentaires* sont, de beaucoup, la lésion originelle la plus fréquente ; les abcès qui leur sont consécutifs reconnaissent une double origine : carie dentaire, évolution de la dent de sagesse. C'est l'arthrite alvéolo-dentaire, dit Magitot, monoarticulaire, polyarticulaire, ou suppurée qui fait les phlegmons périmaxillaires. En cas de carie dentaire, les produits s'éliminent par la cavité librement ouverte ; mais que l'obstruction lente du canal de la racine amène la rétention du pus, celui-ci perforera l'alvéole et provoquera la formation de l'abcès ordinaire dans le tissu conjonctif qui entoure le maxillaire inférieur ; si la rétention est brusque, comme cela peut arriver à la suite d'une obturation pratiquée dans une cavité dentaire non aseptique, les parois de l'alvéole résistent, et le pus, suivant les ramifications du canal dentaire, provoque une ostéite infectieuse.

L'éruption de la dent de sagesse est une cause

non moins fréquente de la formation des abcès : c'est le défaut de place, disent les partisans de la théorie mécanique, c'est l'ulcération qu'elle provoque, disent les défenseurs de la théorie septique, qui produit l'abcès. Il y a ulcération, dit Quenu, parce que la place manque, et les deux partis ont raison. Reclus montre, à l'appui de cette opinion, la plus grande fréquence des accidents à la mâchoire inférieure. Moty ajoute que la racine d'une dent de sagesse saine et à collet intact peut être le point de départ d'un phlegmon.

A la faveur de ces diverses portes d'entrée, les germes sont portés par les vaisseaux lymphatiques jusqu'aux ganglions qui les arrêtent ; là ils sont détruits ; sinon, ils produisent une phlegmasie de tout le tissu cellulaire périganglionnaire, et du ganglion lui-même, secondairement.

De même que toute altération primitive des ganglions en fait une proie plus facile (tuberculose, cancer), de même tout affaiblissement de l'état général du sujet facilite l'infection. Souvent même on ne voit que ce dernier point, et la porte d'entrée échappe ; ainsi se passent les choses dans la maladie de Pfeiffer, appelée *fièvre ganglionnaire*.

De cette étiologie, en présence de tout abcès du cou, il faut retenir et avoir toujours présents à l'esprit 4 ordres de causes : les dents (carie ou éruption de la dent de sagesse), les lésions de la face et des muqueuses buccale et pharyngée, la scarlatine, la tuberculose.

Cette dernière affection crée, il est vrai, des abcès spéciaux quant à leur marche, les *abcès froids* ; mais, pour donner plus d'ensemble, nous les joindrons au tableau ci-dessous.

Dans ce tableau sont classées d'après leur situation, les suppurations de la région cervicale : en effet, *deux grandes loges* divisent le cou, au point de vue chirurgical :

L'une *superficielle*, entre l'aponévrose superficielle et l'aponévrose moyenne, dont les portions les plus larges correspondent au creux sus-ternal et aux creux sus-claviculaires de cette loge; comme, dans cette loge, le feuillet antérieur est moins résistant que le postérieur, les collections purulentes de cette région ont plus de tendance à gagner la peau que les parties profondes.

L'autre loge, *profonde*, est comprise entre l'aponévrose cervicale moyenne et l'aponévrose profonde. Sur la ligne médiane, elle fait communiquer le cou avec les médiastins; latéralement elle se prolonge derrière la clavicule jusque dans le creux axillaire.

D'autre part, la loge fibreuse, contenant la glande sous-maxillaire, communique en arrière avec les parties latérales du pharynx et en avant avec le plancher buccal.

Il ne faudrait pas croire que les suppurations soient toujours limitées dans ces loges, les aponévroses ne résistent pas toujours.

Voici la classification, un peu schématique, que nous suivrons, dans la description des suppurations de la région cervicale :

Classification des Phlegmons du Cou.

- Abcès du cou.
  - Chauds.
    - I. Abcès de la nuque.
    - II. Abcès de la région antéro-latérale. . .
      - A. Superficiels.
      - B. Profonds.
        - 1. Sus-hyoïdiens. .
          - Médians.
          - Latéraux.
        - 2. Sous-hyoïdiens.
          - Circonscrits. .
            - Thyro-hyoïdiens.
            - Pré-laryngiens.
            - Sterno-mastoïd.
            - Carotidiens.
            - Sus-clavicul.
            - Maxillo-pharyn.
          - Diffus. .
            - Larges de Dupuytren.
            - Diffus profonds.
            - Cellulites cervi-

§ 1er. — *Abcès chauds du cou.*

Abcès de la nuque. — Ils succèdent aux lésions de grattage de l'impetigo, des érosions du cuir chevelu ; ils n'offrent rien de particulier.

Abcès de la région antéro-latérale. — *Abcès sus-hyoïdiens superficiels.* — Ils se développent dans de petits ganglions situés entre le peaucier et le fascia superficialis, qui reçoivent leurs lymphatiques du périoste alvéolo-dentaire. Ils peuvent diffuser d'une oreille à l'autre ; guérison facile.

Abcès profonds sus-hyoïdiens médiaux. — Ils siègent au-dessus ou au-dessous du mylo-hyoïdien. Les premiers sont rapportés à la maladie connue sous le nom d'*angine de Ludwig* (1).

Abcès sus-hyoïdiens latéraux ou *sous-maxillaires.* — Ils représentent le type de l'adéno-phlegmon Le point de départ ordinaire est une dent malade ; d'autres fois, c'est une écorchure, une plaie partant du territoire lymphatique de ces ganglions ; c'est cette variété que l'on rencontre à la suite de la scarlatine. L'inflammation se limite parfois à un ganglion induré, volumineux que l'on sent sous le maxillaire, mais le tissu cellulaire est ordinairement envahi, et il survient un abcès.

On observe alors, au niveau de l'angle de la mâchoire une tuméfaction considérable, recouvrant la glande sous-maxillaire, comblant d'abord la dépression normale de la région sus-hyoïdienne, et finissant par se porter au dehors. La peau est tendue, rouge, luisante et chaude. Très dure au début, la tumeur se ramollit après 5 ou 6 jours, devient pâteuse ; si alors on palpe la tumeur, on y trouve de l'œdème, ce qui indique qu'un foyer de pus ne

(1) Voy. Frey: *Pathologie des dents* in *Manuel du chirurgien dentiste.*

tardera pas à se former. Les signes fonctionnels sont accusés : la douleur est très vive, et le moindre frôlement l'augmente et la rend intolérable.

Le centre de la tuméfaction devient de moins en moins ferme ; à ce moment, on peut sentir une fluctuation profonde, à travers la peau infiltrée. Fièvre, céphalalgie, agitation, insomnie, inappétence accompagnent cette période ; la contracture du massétér (trismus) rend impossible l'ouverture de la bouche. La salivation est parfois abondante, la parole, la déglutition sont gênées, mais la respiration demeure libre.

Lorsque le pus est collecté, un léger calme apparaît dans les phénomènes douloureux, la température s'abaisse, et si l'on n'intervient pas, le pus s'ouvre spontanément à la peau, laissant, après son évacuation, une induration très persistante.

Des complications graves ont été observées : le pus arrive parfois à fuser vers le médiastin ou vers la bouche.

Une variété de ce phlegmon est représentée par l'abcès sous-angulo-maxillaire dont la cause essentielle, dit Chassaignac, est un travail ulcératif de la portion de gencive comprise entre l'apophyse coronoïde et le collet de la dernière molaire, d'où l'importance de l'évolution de la dent de sagesse dans sa pathogénie.

Le trismus est extrêmement accentué.

Le diagnostic s'impose : on ne saurait confondre cet adéno-phlegmon avec l'*ostéopériostite de la mâchoire inférieure*, affection très fréquente, dont la marche et le pronostic sont différents. Dans les deux cas, le point de départ est une carie dentaire ; souvent bornée à l'alvéole et au rebord gingival, la périostite peut franchir cette limite et se propager au corps de l'os, d'où formation d'un foyer entre l'os et le périoste du maxillaire inférieur. L'adéno-phlegmon sous-maxillaire siège au contraire dans la loge de la glande sous-maxillaire ou à son voisinage, c'est-à-dire au-dessous de la mâchoire. Dans l'ostéo-périostite, la tuméfaction répond au corps et au bord inférieur de la mâchoire. Si l'on examine la bouche, on voit, dans le cas d'une ostéopériostite, le sillon normal (vestibule de la bouche) qui sépare la face interne de la joue de la gencive, complètement effacé, tandis que l'adéno-phlegmon proémine vers le cou, le vestibule de la bouche demeurant libre. L'incision, parallèle au bord inférieur de la mâchoire, s'impose dans le cas d'adéno-phlegmon.

Abcès thyro-hyoïdien. — Il se développe dans la loge limitée par l'épiglotte et la membrane thyro-hyoïdienne. Il succède à des affections de la langue, à de certaines angines.

Sa tendance à envahir le pharynx explique les accidents dyspnéiques d'œdème glottique qui peuvent survenir au cours de cet abcès. La douleur à la déglutition marque le début du phlegmon; à ce moment on sent une légère infiltration de la fosse glosso-épiglottique, plus tard la langue est soulevée en haut et en arrière. L'abcès s'ouvre dans la bouche.

Phlegmon laryngo-trachéal. - Il est, comme le précédent, assez rare; il peut fuser dans le médiastin.

Abcès de la gaine du sterno-mastoïdien. — Il s'agit de l'infection de ganglions occupant la gaine du muscle; on peut l'observer consécutivement à des amygdalites.

Le *torticolis* est le premier symptôme de cet abcès, puis apparaît la tuméfaction, fusiforme, accompagnée de vives douleurs. L'inflammation secondaire du muscle peut aboutir à sa rétraction, d'où torticolis permanent.

Phlegmons carotidiens. — Ils se développent dans les ganglions qui entourent la carotide et qui reçoivent les lymphatiques de la langue, de l'amygdale, du pharynx ; c'est surtout à la suite des angines scarlatineuses qu'on observe cette variété.

Abcès de l'espace maxillo-pharyngien. — Il peut être rapproché du précédent. Il s'agit toujours d'une lésion dentaire ou d'une angine.

Il n'existe comme signes physiques que de l'empâtement profond de la région sous-maxillaire : le trismus, la dysphagie, la dyspnée sont assez marqués. Des fusées peuvent se produire vers la base du cou, des accidents généraux d'intoxication peuvent emporter le malade.

Les abcès diffus du cou, et en particulier ceux qui succèdent à l'affection que Dupuytren avait appelée *phlegmon large du cou*, peuvent occuper toute la hauteur et les deux côtés du cou ; le pus tend à se faire jour par la peau, ou bien à fuser en bas vers le sternum, la clavicule ; cet abcès est accompagné des troubles ordinaires, mais il n'y a pas de dyspnée.

Il n'en va pas de même dans l'*abcès rétro-pharyngien*, dont le point de départ est un ganglion lymphatique, siégeant entre le pharynx et la colonne vertébrale ; consécutif, chez l'enfant, à une infection de l'arrière-gorge ou des fosses nasales, il s'annonce par de la gêne à la déglutition et de la douleur dans les mouvements de la tête ; l'enfant refuse le sein, immobilise instinctivement la région cervicale. Si l'on abaisse la langue, on aperçoit la paroi pharyngée faire saillie latéralement ; la muqueuse est rouge, desséchée. En faisant asseoir l'enfant sur ses genoux et appuyer sa tête contre sa poitrine, le chirurgien peut introduire deux doigts dans la bouche et sentir une tumeur d'abord dure, puis devenant fluctuante.

Les signes fonctionnels et généraux sont des plus intenses.

Les phénomènes de diffusion s'observent surtout dans les *phlegmons diffus profonds* ; l'agent septique est en général très virulent et l'organisme débilité.

§ 2. — *Abcès froids du cou.*

Causes. — Les abcès froids du cou, sus-hyoïdiens, aussi bien que sous-hyoïdiens, reconnaissent presque toujours pour cause le ramollissement d'une *adénopathie* de nature tuberculeuse.

D'autre part, un cartilage du *larynx* nécrosé, la carie de l'une des *vertèbres* cervicales, (Voy. *Mal de Pott cervical*, p. 163), peuvent également donner naissance à un abcès froid du cou, qui se rattache alors aux abcès par congestion ; ils sont très rares.

Encore plus rarement, il s'agit d'une suppuration osseuse lointaine (base du crâne, rocher, apophyse mastoïde, maxillaire inférieur) dont le pus est descendu au cou, ou d'une carie du sternum, de la clavicule, des côtes, dont le pus est remonté.

Symptomes. — Ce sont les suivants : tumeur lisse, régulière, fluctuante, entourée d'une coque dure, formée par la portion non suppurée du ganglion, et par le tissu cellulaire environnant. La peau parait saine, tant que le pus ne cherche pas à sortir ; à ce moment se manifestent les signes bien connus de toute inflammation. Au-dessus et au-dessous de la tumeur, on rencontre des chaînes de ganglions, dont la consistance est demeurée ferme.

L'abcès froid reconnu, on remontera à son origine; on ne doit jamais négliger l'examen de la colonne vertébrale par la bouche et par la nuque; on recherchera l'existence d'un torticolis, d'un point douloureux.

Le mal de Pott cervical donne naissance à des abcès par congestion qui occupent l'espace rétro-pharyngien, et peuvent descendre dans le thorax, ou gagner le creux de l'aisselle.

Article II. — Fistules cervicales.

Causes. — Les fistules que l'on observe au cou peuvent avoir diverses origines :

1. Dans un premier groupe on peut ranger les fistules *branchiales*, congénitales, puisqu'elles sont liées au développement de la région.

2. La fonte d'un *ganglion tuberculeux*, le plus souvent ouvert spontanément, une *arthrite vertébrale* ayant amené un abcès par congestion, une lésion inflammatoire chronique des cartilages du *larynx*, peuvent, avec des fréquences diverses, se terminer par la création de fistules, qu'on qualifiera, suivant le cas, de *ganglionnaire, osseuse, laryngée, aérienne*.

3. Enfin, il n'est pas rare d'observer à la région sus-hyoïdienne une fistule ayant pour origine une *dent* de la mâchoire inférieure : *fistule dentaire*.

Quelle que soit leur origine, on divise les fistules en : 1° *fistules complètes* ; 2° *fistules borgnes externes* (les plus fréquentes) ; 3° *fistules borgnes internes* (les plus rares), suivant qu'elles présentent deux orifices, ou un seul, cutané ou muqueux.

L'orifice cutané est en forme d'entonnoir ; ses bords sont quelquefois exubérants, ses bourgeons charnus peuvent même cacher l'orifice, où un stylet s'engage difficilement ; du pus, du sang, de la sérosité peuvent s'écouler.

Le stylet explore le trajet, de quelques millimètres en général, et débouche ou non dans l'orifice interne.

Siège. — La fistule *ganglionnaire* se rencontre

de préférence dans la région sus-hyoïdienne latérale, où sont accumulés les ganglions lymphatiques. Après une suppuration plus ou moins longue, le trajet se cicatrise.

Les fistules *osseuses* conduisent sur un os dénudé (sternum, clavicule, colonne vertébrale), et il s'agit d'une ostéite tuberculeuse.

Les *fistules aériennes* reconnaissent un traumatisme.

La *fistule dentaire* est souvent méconnue. L'orifice en est loin des arcades dentaires, dans la région sus-hyoïdienne; le stylet engagé remonte vers le maxillaire inférieur; l'existence d'une ou plusieurs dents cariées permet de rattacher la fistule à sa vraie cause. Il faut surtout penser à une évolution vicieuse de la dent de sagesse, lorsque la fistule occupe les parties latérales, le voisinage de l'angle de la mâchoire.

Quant aux *fistules congénitales* (fistules branchiales), elles sont rares; leur orifice cutané siège en avant du sterno-mastoïdien; le malade raconte qu'il a toujours eu sa fistule cervicale.

Article III. — Tumeurs du cou.

Les variétés de tumeurs que l'on peut observer dans la région cervicale sont assez nombreuses.

Une première indication est fournie par le siège qu'occupe la tumeur; en effet, située dans la région antéro-latérale du cou, une tumeur sera presque sûrement d'origine ganglionnaire; située sur le milieu du cou, elle aura son origine ou tout au moins des connexions intimes dans un des organes suivants : larynx, trachée, corps thyroïde, surtout si cette tumeur s'élève brusquement en même temps que la pomme d'Adam, au second temps de la déglutition.

Nous diviserons les tumeurs du cou en *solides* et en *liquides*. Ces dernières ne comprennent pas les abcès, décrits ailleurs.

§ 1er. — *Tumeurs solides du cou.*

Ce sont, le plus souvent, des tumeurs des ganglions, des *adénopathies cervicales*.

On peut observer aussi des *lipomes*, des *fibromes*, des *enchondromes* (de la glande sous-maxillaire).

Adénopathies cervicales. — Toute adénopathie cervicale est symptomatique soit d'un *état général* (tuberculose, tumeur maligne, adénie, syphilis, etc.), soit d'une affection intéressant *la région* d'origine des lymphatiques que les ganglions reçoivent.

Une tumeur ganglionnaire est arrondie, mobile, de consistanee ferme ou élastique ; elle a le volume d'une noisette, d'une noix, ou davantage. Les ganglions lymphatiques occupant l'angle de la mâchoire, la bifurcation de la carotide, c'est dans ces deux points qu'on les observe le plus souvent.

Diagnostic. — Le point intéressant consiste à porter le *diagnostic de la cause* d'une adénopathie. D'abord on pourrait, dans le cas où un seul ganglion est pris, la confondre avec une fibrome, ou un adénome, car les signes objectifs sont idendiques.

On peut procéder de la façon suivante, pour remonter à la cause de l'adénopathie :

Premier cas. — L'adénopathie est *bilatérale*. Dans ce cas, elle est presque sûrement due à une affection générale ; il s'agit alors d'une des quatre affections suivantes : *syphilis*, *cancer*, *tuberculose*, *adénie*.

Les *adénites cervicales syphilitiques* sont primaires, secondaires ou tertiaires.

L'adénopathie primaire succède à un chancre des lèvres ; elle occupe la région sous-maxillaire, et, contrairement à ce qui se présente pour les bubons syphilitiques siégeant ailleurs, elle est *douloureuse*.

L'adénopathie secondaire siège à la nuque, elle est très développée lorsque le syphilitique présente des croûtes (rupia) au cuir chevelu. C'est là, suivant l'expression consacrée, qu'on peut tâter le pouls à la vérole. On rencontre encore l'adénopathie spécifique secondaire à la région mastoïdienne.

L'adénopathie tertiaire est rare ; on la rencontre sous la forme scléro-gommeuse.

Le *cancer* peut provoquer des adénopathies cervicales, même lorsqu'il siège dans une région très éloignée, à l'œsophage, à l'estomac. Un cancer de cet organe, ou même du foie, peut donner naissance à des tuméfactions ganglionnaires de la région carotidienne, et qui, ultérieurement s'infectant, seront le siège d'abcès volumineux.

La *leucémie* ou *leucocythémie* est une maladie générale, caractérisée par un excès notable et permanent des globules blancs du sang, et le développement des tissus adénoïdes (rate, ganglions lymphatiques).

Les tumeurs ganglionnaires, au cou, sont énormes, indolentes, les ganglions restent distincts les uns des autres ; il est très rare qu'ils s'enflamment et qu'ils suppurent. La rate est grosse et le nombre des globules blancs est augmenté ; la perte des forces, l'amaigrissement, le teint blafard du malade, les hémorragies mettent sur la voie du diagnostic.

La *tuberculose* représente à elle seule les huit dixièmes des causes d'adénopathies cervicales. Les filles sont plus souvent atteintes que les garçons l'étiologie relève la série des causes banales de toute tuberculose : hérédité, misère physiologique, surmenage.

Les adénopathies cervicales tuberculeuses sont bien symptomatiques d'un état général, mais toujours il existe une lésion dans le département lymphatique de ces ganglions ; tantôt cette lésion est tuberculeuse, tantôt elle ne l'est pas ; dans ce dernier cas, la porte d'entrée échappe très souvent aux recherches.

a. Il existe une lésion tuberculeuse. C'est alors une ulcération spécifique du territoire des ganglions du cou ; les variétés en sont nombreuses : eczéma impétigineux du cuir chevelu et de la face, ulcérations tuberculeuses de la bouche, de la langue, du pharynx, otites externe et moyenne tuberculeuses, coryza ulcéreux, blépharo - conjonctivite, toutes lésions qui relevaient autrefois de la scrofule. L'hypertrophie des amygdales, les tumeurs adénoïdes favorisent l'entrée des bacilles tuberculeux dans les voies lymphatiques.

b. Il n'existe pas de lésion tuberculeuse, mais on trouve de multiples portes d'entrée :

Amygdalites à répétition, *caries dentaires* avec poussées de périostite, lésions chroniques de la face et du cuir chevelu, irritation des ganglions par le col de la tunique chez les soldats tuberculeux.

Cliniquement l'adénopathie tuberculeuse est rarement monoganglionnaire ; presque toujours plusieurs ganglions sont intéressés, et se prennent les uns après les autres dans l'ordre suivant : sous-maxillaires, carotidiens, enfin sus-claviculaires. On sait (v. *Abcès froids* p. 257) que cette pléiade ganglionnaire ne reste pas toujours à l'état de tumeur encapsulée, qu'il peut arriver que la tuberculose du ganglion parvienne à suppuration, d'où production d'un abcès ganglionnaire ou extraganglionnaire ; si l'on n'intervient pas, le pus se fait jour au dehors, une fistule demeure, se ferme lentement, en laissant une cicatrice vicieuse indélébile, une *chéloïde*, connue sous le nom d'*écrouelles*.

Ces adénopathies tuberculeuses ne sont pas à l'abri de complications, qu'il faut savoir rapporter à leur vraie origine : ulcérations vasculaires, infections secondaires, généralisation d'une tuberculose à marche galopante.

Deuxième cas. — L'adénopathie est *unilatérale*. Elle reconnaît alors une cause locale ; *diphtérie, ulcération tuberculeuse de la langue, chancre induré* de la lèvre, de l'amygdale, *cancer*. Ce dernier point est très important, et de même que pour la syphilis, il arrive souvent que c'est l'adénopathie cervicale qui permet de remonter à la lésion primitive. Rappelons les données anatomiques suivantes :

Des ganglions sous-hyoïdiens se montrent à la suite d'un cancer de la lèvre : un cancer du larynx entraînera une adénopathie carotidienne ; il en est de même du cancer de la langue, et de celui de l'isthme du gosier.

Le cancer *primitif* des ganglions du cou est très rare ; cependant lorsqu'une tumeur de la région sus-hyoïdienne latérale est dure, inégale, bosselée, très douloureuse, adhérente aux parties profondes, lorsque, de plus, elle s'est développée rapidement, il est très probable qu'il s'agit d'un cancer primitif des ganglions.

Fibromes, lipomes, euchondromes. — Les autres tumeurs solides du cou sont des tumeurs communes à toutes les régions, et n'offrant rien de particulier (v. *Tumeurs* p. 113).

En dehors des régions ganglionnaires, les tumeurs solides peuvent aussi atteindre des organes du cou : la glande sous-maxillaire, le muscle sterno-mastoïdien, le corps thyroïde, le larynx.

Les tumeurs solides sont rares dans la *glande*

sous-maxillaire; on peut les confondre avec des tumeurs ganglionnaires sus-hyoïdiennes; cependant, si la tumeur est *unique*, si elle occupe la partie moyenne de l'espace compris entre le menton et l'angle de la mâchoire, il y a de fortes présomptions en faveur d'une tumeur de la glande sous-maxillaire.

Quant à sa nature, on trouve ici les mêmes variétés qu'à la parotide (1).

Si, dans le *muscle sterno-mastoïdien* on rencontre une tumeur diffuse, indolente, de consistance ferme, à évolution rapide, il s'agit probablement d'une *gomme syphilitique* de ce muscle; pour bien s'assurer que la tumeur fait corps avec le muscle, il suffit de provoquer sa contraction, laquelle immobilisera immédiatement la tumeur.

Le *corps thyroïde* est quelquefois affecté de néoplasmes, le plus souvent il s'agit d'un sarcome, ou d'un épithélioma, tumeur médiane s'élevant brusquement en même temps que la pomme d'Adam, au second temps de la déglutition.

Il ne faudrait pas confondre une tumeur solide du corps thyroïde avec l'*hypertrophie* de cet organe, affection qui constitue le *goitre*, à développement toujours lent, non douloureux, n'entravant jamais la fonction des organes voisins, ni la déglutition, ni la respiration (2).

§ 2. — *Tumeurs liquides du cou.*

Il y a deux grandes classes de tumeurs liquides dans cette région :

(1) Voy. Frey : *Pathologie des dents* in *Manuel du chirurgien dentiste.*

(2) Il existe une affection appelée improprement *goitre exophthalmique*, caractérisée par les 4 symptômes suivants : Tremblement rapide des mains, tachycardie, exophthalmie, hypertrophie du corps thyroïde (non constante).

Anévrysmes du cou. — Divisés en artériels et artérioso-veineux, ils sont très rares.

Kystes du cou. — Les autres tumeurs contiennent de la sérosité, ce sont des *kystes*.

Tumeur bien limitée, lisse, très régulière, rénitente, fluctuante, indolente, développée lentement, ainsi se présente un *kyste*.

Les caractères tirés de l'état local (v. *Abcès froid* p. 257), de l'état général du sujet, de la marche de la maladie, ont fait rejeter l'hypothèse d'un abcès froid.

Il faut alors déterminer le *siège* anatomique du kyste, et sa *nature*.

Au point de vue du *siège*, on les observe dans les régions sus-hyoïdienne, sous-hyoïdienne, sus-claviculaire.

Quant à leur *nature*, certains sont *congénitaux*; ce sont des tumeurs indolentes, arrondies, molles, fluctuantes, remplies d'un liquide muqueux, ou d'une substance sébacée (*k. dermoïdes*). On les rencontre sous le sterno-mastoïdien, ou dans la région thyro-hyoïdienne.

Dans la région sus-hyoïdienne, les kystes sont habituellement des *grenouillettes* qui, au lieu de se développer dans le plancher buccal, sont venues faire saillie à la partie supérieure du cou (1).

Les *kystes du corps thyroïde* sont les plus fréquents de tous. Arrondies, volumineuses, lisses, rénitentes, se déplaçant quand le malade avale un liquide, ces tumeurs sont souvent confondues avec les goitres : une ponction exploratrice jugera la question.

(1) Voy. Frey : *Pathologie des dents* in *Manuel du chirurgien dentiste*.

BIBLIOTHÈQUE NATIONALE IMPRIMÉS

TABLE DES MATIÈRES

DEUXIÈME PARTIE

MALADIES LOCALES

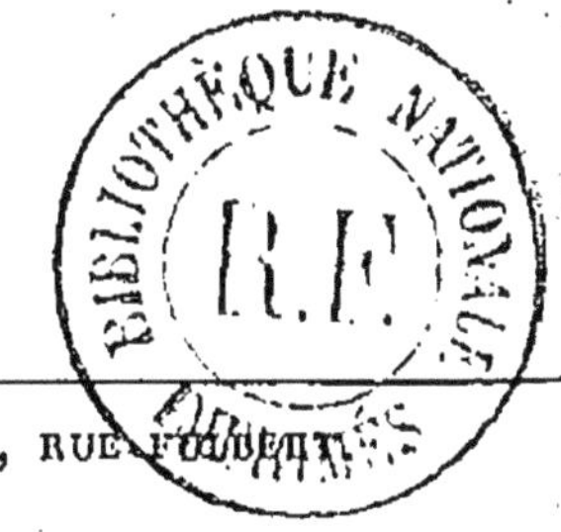

CHARTRES. — IMPRIMERIE DURAND, RUE FULBERT.

Librairie J.-B. BAILLIERE et Fils

19, RUE HAUTEFEUILLE, A PARIS.

Manuels 3 fr.
Aide-Mémoire
3 fr. *Formulaires*

COLLECTION NOUVELLE

de 100 volumes in-18 comprenant 300 pages, illustrés de figures

à 3 fr.

le volume cartonné

Nouvelle Collection LEFERT

AIDE-MÉMOIRE DE DERMATOLOGIE ET DE SYPHILIGRAPHIE

1899, 1 vol. in-18 de 300 p., cart........... 3 fr.

AIDE-MÉMOIRE DE NEUROLOGIE

1900, 1 vol. in-18 de 300 p., cart...... 3 fr.

AIDE-MÉMOIRE DE GYNÉCOLOGIE

1900, 1 vol. in-18 de 300 p., cart...... 3 fr.

AIDE-MÉMOIRE DES MALADIES DE L'ESTOMAC

1900, 1 vol. in-18 de 300 p., cart........... 3 fr.

AIAE-MÉMOIRE DES MALADIES DU CŒUR

1900, 1 vol. in-18 de 300 p., cart...... 3 fr.

ENVOI FRANCO CONTRE UN MANDAT SUR LA POSTE.

4e *Examen.*

Aide-mémoire de thérapeutique. 1896, 1 vol. in-18, 318 p., cart.................................. 3 fr.

Aide-mémoire de pharmacologie et de matière médicale. 1894. 1 vol. in-18, 288 p., cart............ 3 fr.

Aide-mémoire d'histoire naturelle médicale. 1894, 1 vol. in-18, 288 p., cart........................ 3 fr.

Aide-mémoire d'hygiène. 1897. 1 vol. in-18, cart.. 3 fr.

Aide-mémoire de médecine légale. 1 v. in-18, cart. 3 fr.

5e *Examen.*

Aide-mémoire de clinique médicale et de diagnostic. 1892. 1 vol. in-18, 314 p., cart............. .... 3 fr.

Aide-mémoire de clinique chirurgicale, *diagnostic, thérapeutique chirurgicale et petite chirurgie.* 1893, 1 vol. in-18, 312 p., cart............................ 3 fr.

Externat des hôpitaux.

Aide-mémoire de médecine hospitalière, *anatomie, pathologie, petite chirurgie* 1894, 1 vol. in-18, cart. 3 fr.

Examen de médecin auxiliaire.

Aide-mémoire de l'examen de médecin auxiliaire, programme, commentaire des lois, décrets et règlements, questionnaire. 1896. 1 vol. in-18, 250 p., cart... 3 fr.

Le *Manuel du doctorat en médecine* du professeur Paul Lefert donne le moyen d'acquérir rapidement des notions suffisantes sur toutes les matières des cinq examens du doctorat en médecine. L'auteur s'est attaché à passer en revue dans chaque aide-mémoire tout ce qui est afférent à chaque sujet traité, sans rien omettre, de manière que le candidat ne soit embarrassé par aucune question; à mettre en relief les points importants, de sorte que le lecteur puisse immédiatement trouver ce qu'il importe d'apprendre ou de revoir; à rapporter les théories et les faits récemment entrés dans le domaine de la science, aussi bien que ceux qui lui sont depuis longtemps acquis; enfin à citer les noms des professeurs des diverses facultés de médecine en regard de la découverte qu'ils ont faite ou de l'idée qui leur est personnelle.

Ce *manuel*, destiné aux étudiants, profitera également aux praticiens, en leur permettant d'étudier rapidement une question quelconque.

Lexique-formulaire des nouveautés médicales, par le professeur Paul Lefert. 1 vol. in-18 de 336 p., cart. 3 fr.

Ce petit volume renferme des documents disséminés dans un nombre considérable de Traités et de Journaux de médecine, que les Dictionnaires les plus complets, les plus récents, ne renferment pas. Epargner au travailleur des recherches parfois longues et pénibles, secourir la mémoire du praticien, tel est le but de ce *Lexique-formulaire*.....

Le lecteur y trouvera l'analyse des travaux, l'exposé des découvertes et des théories les plus récentes en *pathologie générale*, en *anatomie pathologique*, en *clinique* et en *thérapeutique médicales* et *chirurgicales*; l'indication des *nouvelles méthodes thérapeutiques*, des *nouveaux médicaments* et des *nouvelles opérations*.

ENVOI FRANCO CONTRE UN MANDAT SUR LA POSTE.

MANUEL DU DOCTORAT EN MÉDECINE

Par le Professeur **Paul LEFERT**

Collection nouvelle de 24 volumes in-18, cartonnés.

Prix de chaque volume : 3 fr.

1er *Examen.*

Aide-mémoire d'anatomie à l'amphithéâtre (dissection et technique microscopiques, arthrologie, myologie, angéiologie, névrologie, découvertes anatomiques). 4e *édition*, 1897. 1 vol. in-18, 304 p. cart........ 3 fr.

Aide-mémoire d'ostéologie, de splanchnologie et d'embryologie. 3e *édition*, 1894. 1 vol. in-18, 276 pages, cart.. 3 fr.

2e *Examen.*

Aide-mémoire d'histologie. 1897. 1 vol. in-18, 314 p. avec 64 fig., cart.................................. 3 fr.

Aide-mémoire de physiologie. 4e *édition*, 1897. 1 vol. in-18, cart.................................... 3 fr.

Aide-mémoire de physique médicale et biologique. 1894. 1 vol. in-18, 278 p., cart................ 3 fr.

Aide-mémoire de chimie médicale. 1893. 1 vol. in-18, 288 p., cart.................................. 3 fr.

3e *Examen.*

Aide-mémoire de pathologie générale et de bactériologie. 1892. 1 vol. in-18, 288 p., cart........... 3 fr.

Aide-mémoire de pathologie interne. 6e *édition*, 1899. 3 vol. in-18, 900 p., cart. Chaque volume....... 3 fr.

Aide-mémoire de pathologie externe générale. 2e *édition*, 1898. 1 vol. in-18, 308 p., cart............ 3 fr.

Aide-mémoire de chirurgie des régions. I. *Tête, Rachis, Cou, Poitrine, Abdomen.* 1898. 1 vol. in-18, 299 p., cart.. 3 fr.

II, *Organes génito-urinaires et Membres.* 1898. 1 vol. in-18, 286 p., cart.............................. 3 fr.

Aide-mémoire de médecine opératoire. 1893. 1 vol. in-18, 300 p., cart.............................. 3 fr.

Aide-mémoire d'anatomie topographique. 1894. 1 vol. in-18, 298 p., cart.............................. 3 fr.

Aide-mémoire d'anatomie pathologique, d'histologie pathologique et de technique des autopsies. 1898. 1 vol. in-18, 284 p., cart.............................. 3 fr.

Aide-mémoire d'accouchements. 1894. 1 vol. in-18, 286 p., cart.............................. 3 fr.

MANUEL DU MÉDECIN PRATICIEN

Par le Professeur **Paul LEFERT**

Collection nouvelle de 14 vol. in-18 à 3 fr. le vol. cart.

La pratique journalière de la médecine dans les hôpitaux de Paris (*Maladies microbiennes et parasitaires. Intoxications, Affections constitutionnelles*). 1895. 1 vol. in-18, 288 p., cart.......................... 3 fr.

Principaux auteurs cités : BROUARDEL, CHANTEMESSE, CHARRIN, CHAUFFARD, DEBOVE, DIEULAFOY, GALLIARD, GILBERT, GRANCHER, HALLOPEAU, HANOT, HAYEM, HUCHARD, HUTINEL, JACCOUD, LANCEREAUX, LANDOUZY, LAVERAN, MARFAN, NETTER, POTAIN, RENDU, RICHARDIÈRE, ROBIN, WIDAL, etc.

Principaux sujets traités : *Charbon, Choléra, Coqueluche, Diabète, Diphtérie, Erysipèle, Fièvres éruptives, intermittentes, typhoïde, Gangrène, Goutte, Grippe, Malaria, Morphinisme, Morve, Obésité, Paludisme, Pustule maligne, Rachitisme, Rage, Rhumatisme, Rougeole, Scarlatine, Scrofule, Tétanos, Tuberculose, Typhus, Variole*, etc.

La pratique journalière de la chirurgie dans les hôpitaux de Paris. 1894. 1 vol. in-18, 324 p., cart... 3 fr.

Principaux auteurs : P. BERGER, BOUILLY, Lucas CHAMPIONNIÈRE, DUPLAY, Félix GUYON, KIRMISSON, L. LABBÉ, LANNELONGUE, LE DENTU, MONOD, PANAS, PÉAN, PEYROT, POZZI, QUENU, P. RECLUS, RICARD, SCHWARTZ, P. SEGOND, TERRIER, TILLAUX, TUFFIER.

Principaux sujets : *Anthrax, Antisepsie, Appendicite, Cholécystotomie, Cystite, Empyème, Fractures, Gastrotomie, Hernies, Laparotomie, Luxations, Néphrectomie, Occlusion intestinale, Ostéomyélite, Péritonite, Reins flottants, Tétanos, Trépanation, Tuberculose chirurgicale, Tumeurs, Urétrotomie, Varices*, etc

La pratique des maladies de l'estomac et de l'appareil digestif. 1894. 1 vol. in-18, 288 p., cart......... 3 fr.

Principaux auteurs : BOUCHARD, BROUARDEL, BUCQUOY, CHANTEMESSE, CHAUFFARD, DEBOVE, DIEULAFOY, GALLIARD, GILBERT, HANOT, HAYEM, HUCHARD, HUTINEL, JACCOUD, LANCEREAUX, LANDOUZY, LE GENDRE, MATHIEU, MILLARD, NETTER, POTAIN, RENDU, ROBIN, TILLAUX, TROISIER.

Principaux sujets : *Cancer, Chimisme stomacal, Cirrhose, Coliques hépatiques, Diarrhée, Dilatation, Dyspepsie, Entérite, Entérocolite, Gastralgie, Gavage, Hyperchlorhydrie, Kystes du foie, Lavage, Lithiase biliaire, Massage stomacal, Névroses, Obésité, Pérityphlite, Régime alimentaire, Stomatites, Typhlite, Ulcère.*

LIBRAIRIE J.-B. BAILLIÈRE ET FILS

BIBLIOTHÈQUE NATIONALE

MANUEL DU MÉDECIN PRATICIEN

La pratique dermatologique et syphiligraphique dans les hôpitaux. 1895. 1 vol. in-18, 288 p. cart.... 3 fr.

Principaux auteurs : BALZER, BESNIER, BROCQ, DUCASTEL, FEULARD, FOURNIER, GAUCHER, HALLOPEAU, JULLIEN, MAURIAC, MERKLEN, RENAULT, TENNESON, THIBIERGE, etc.

Principaux sujets : *Acné, Blennorrhagie, Chancre, Dermatites, Eczéma, Erysipèle, Favus, Folliculite, Gale, Herpès, Lèpre, Lichen, Lupus, Mycosis fongoïde, Pelade, Phagédénisme, Scarlatine, Sclérodermie, Sycosis, Syphilides, Syphilis, Syphilomes, Teigne tondante, Tuberculoses cutanées, Urticaire, Variole*, etc,

La pratique des maladies des yeux dans les hôpitaux de Paris, 1895. 1 vol. in-18, 324 pages, cartonné. 3 fr.

Principaux auteurs : ABADIE, BROCA, BRUN, CHEVALLEREAU, DUPLAY, GALEZOWSKI, JAVAL, KIRMISSON, LANDOLT, LANNELONGUE, NÉLATON, PANAS, RECLUS, RENDU, SAINT-GERMAIN, TERRIER, TILLAUX, TROUSSEAU, VALUDE, WECKER, etc.

Principaux sujets : *Astigmatisme, Blépharite, Cataracte, Choroïde, Conjonctivite, Décollement, Ectropion, Entropion, Enucléation, Glaucome, Hypermétropie, Iridectomie, Iritis, Kératite, Myopie, Névrites optiques, Ophtalmies, Ophtalmoscopie, Presbytie, Ptosis, Réfraction, Rétinite, Strabisme, Tumeurs oculaires, Zona ophtalmique*, etc.

La pratique des maladies du larynx, du nez et des oreilles 1896. 1 vol. in-18, 288 p., cart......... 3 fr.

Principaux auteurs : BARTH, BROCA, CASTEX, DIEULAFOY, GELLÉ, GÉRARD-MARCHANT, GOUGUENHEIM, LERMOYEZ, LUBET-BARBON, PÉRIER, POYET, QUENU, SCHWARTZ, TILLAUX, VARIOT.

Principaux sujets : *Abcès mastoïdiens, Adénoïdites, Asthme des foins, Bourdonnements d'oreilles, Cancer, Cathétérisme, Coryza, Epistaxis, Laryngites, Laryngotomie, Otites, Otorrhée, Ozène, Polypes, Rhinite, Rhinosclérome, Rhinoscopie, Suppurations mastoïdiennes, Trachéotomie, Tubage, Tuberculose laryngée, Vertige de Menière.*

La pratique des maladies de la bouche et des dents dans les hôpitaux. 1896. 1 vol. in-8, 288 p., cart.. 3 fr.

Principaux auteurs : BERGER, BROCA. CHAPUT, DELBET, HARTMANN, KIRMISSON, LANNELONGUE, LE DENTU, LERMOYEZ, MAGITOT, QUENU, RECLUS, SCHWARTZ, TILLAUX, etc.

Principaux sujets : *Amygdalites, Anesthésie, Antisepsie, Bec-de-Lièvre, Cancer de la langue, Carie dentaire, Dents de sagesse, Extraction des dents, Fractures des dents, Gingivite, Greffe dentaire, Grenouillette, Kystes, Muguet, Nécrose phosphorée, Obturation des dents, Ostéopériostite alvéo-dentaire, Palatoplastie, Périodontite, Réimplantation des dents, Stomatites, Uranoplastie.*

ENVOI FRANCO CONTRE UN MANDAT SUR LA POSTE

*

MANUEL DU MÉDECIN PRATICIEN

La pratique des maladies des poumons et de l'appareil respiratoire. 1894. 1 vol. in-18, 283 p., cart.... 3 fr.

Principaux auteurs : BARTH, CHAUFFARD, DEBOVE, DIEULAFOY, FAISANS, FERNET, GILBERT, GRANCHER, HANOT, HÉRARD, HUCHARD, HUTINEL, JACCOUD, LANDOUZY, LE GENDRE, MARFAN, NETTER, POTAIN, RENDU, J. SIMON, WIDAL, etc.

Principaux sujets : *Amygdalite, Angines, Asthme, Bronchite, Coqueluche, Coryza, Diphtérie, Dyspnée, Emphysème, Influenza, Laryngite, Phtisie, Pleurésie, Pneumonie, Pneumothorax, Thoracentèse, Toux, Tuberculose*, etc.

La pratique des maladies du cœur et de l'appareil circulatoire. 1895. 1 vol. in-18, 281 p., cart .... 3 fr.

Principaux auteurs : BARIÉ, BUCQUOY, CHAUFFARD, DIEULAFOY, GILBERT, GRANCHER, HANOT, HAYEM, HUCHARD, HUTINEL, JACCOUD, LANCEREAUX, LAVERAN, MATHIEU, PETIT, POTAIN, RENDU, ROBIN, SEVESTRE, J. SIMON, THOINOT, etc.

Principaux sujets : *Anémie, Anévrismes, Angine de poitrine, Aortite, Artério-sclérose, Asystolie, Battements de cœur, Cardiopathies, Chlorose, Cyanose, Embolies, Endocardite, Hémoptysie, Hémorragies, Hémorroïdes, Hydropisie, Hypertrophie, Insuffisances cardiaques, Myocardite, Palpitations, Péricardite, Phlébite, Rétrécissement, Sclérose, Symphyse, Syncope, Tachycardie, Transfusion, Varices*, etc.

La pratique des maladies du système nerveux dans les hôpitaux de Paris. 1894. 1 vol. in-18, 285 p., cart. 3 fr.

Principaux auteurs : BABINSKI, G. BALLET, BOURNEVILLE, CHRISTIAN, DÉJERINE, FALRET, FERÉ, GILLES DE LA TOURETTE, JOFFROY, LUYS, MAGNAN, MARIE, RAYMOND, A. et J. VOISIN.

Principaux sujets : *Abasie, Ataxie locomotrice, Chorée, Contractures, Délire, Eclampsie, Epilepsie, Hypnotisme, Hystérie, Hystéro-traumatisme, Insomnie, Migraine ophtalmique, Myélite, Neurasthénie, Pachyméningite, Paralysie agitante, Polynévrite, Sclérose, Suggestion, Syringomyélie, Tabes, Tétanie, Tics, Transfusion nerveuse, Vertige*, etc.

La pratique des maladies des enfants dans les hôpitaux de Paris. 1 vol. in-18, 285 p. cart.............. 3 fr.

Principaux auteurs : BROCA, COMBY, DESCROIZILLES, GRANCHER, HUTINEL, KIRMISSON, LANNELONGUE, MILLARD, MOIZARD, DE SAINT-GERMAIN, SEVESTRE, SIMON, VARIOT, etc.

Principaux sujets : *Angines, Bronchite, Broncho-pneumonie, Chorée, Convulsions, Coqueluche, Coxalgie, Croissance, Diphtérie, Fièvre typhoïde, Incontinence d'urine, Mal de Pott, Méningite, Ophtalmie purulente, Paralysie, Pleurésie, Pneumonie, Rachitisme, Rougeole, Scarlatine, Scrofule, Stomatites, Vers intestinaux.*

LIBRAIRIE J.-B. BAILLIÈRE ET FILS

MANUEL DU MÉDECIN PRATICIEN

La pratique obstétricale dans les hôpitaux de Paris. 1896. 1 vol. in-18, 288 p., cart.................. 3 fr.

Principaux sujets : *Accouchement provoqué, Albuminurie de la grossesse, Allaitement, Anesthésie obstétricale, Antisepsie obstétricale, Avortement, Bassins rétrécis, Céphalotripsie, Délivrance, Dystocie, Eclampsie, Hémorragies utérines, Infection puerpérale, Injections, Ischio-pubiotomie, Ligature du cordon, Maladies de la grossesse. Palper abdominal, Présentations, Septicémie puerpérale, Symphyséotomie, Tamponnement, Toucher, Version*, etc.

La pratique gynécologique dans les hôpitaux de Paris. 1896. 1 vol. in-18, 288 p., cart.................. 3 fr.

Principaux sujets : *Antisepsie gynécologique, Cancer du sein et de l'utérus, Castration, Curettage, Déviations, Electricité en gynécologie, Endométrite, Fibromes utérins, Fistules, Hystérectomie, Injections, Kystes de l'ovaire, Laparotomie, Massage de l'utérus, Métrites, Névralgies pelviennes, Ovaro-salpingites, Périnéorraphie, Prolapsus, Pyo-salpinx, Rétrodéviations, Salpingites, Subinvolution utérine, Suppurations pelviennes, Tamponnement, Tuberculose de la trompe et de l'ovaire, Tumeurs, Vaginite*, etc.

Principaux auteurs cités dans **La pratique gynécologique et obstétricale** : AUVARD, BAR, BERGER, BOISSARD, BONNAIRE, BOUILLY, BUDIN, Lucas CHAMPIONNIÈRE, CHAMPETIER DE RIBES, CHAPUT, CHARPENTIER, CHÉRON, DELBET, DEMELIN, DOLÉRIS, DUPLAY, GUÉNIOT, HARTMANN, LE DENTU, LEPAGE, MAYGRIER, PÉAN, PINARD, POLAILLON, PORAK, POZZI, QUENU, RIBEMONT-DESSAIGNES, RICHELOT, SCHWARTZ, SEGOND, TARNIER, TERRIER, TILLAUX, etc.

La pratique des maladies des voies urinaires dans les hôpitaux de Paris. 1895. 1 vol. in-18, 288 p., cart. 3 fr.

Principaux auteurs : ALBARRAN, BAZY, BOUILLY, DUCASTEL, DUPLAY, GUYON, JULLIEN, LECORCHÉ, LE DENTU, MAURIAC, MONOD, PÉAN, POZZI, QUENU, RECLUS, RICARD, RICHELOT, SCHWARTZ, SEGOND, TERRIER, TILLAUX, TUFFIER.

Principaux sujets : *Abcès urineux, Albuminurie, Calculs, Coliques néphrétiques, Cystites, Empoisonnement urineux, Fistules, Gravelle, Incontinence, Injections et Instillations, Insuffisance urinaire, Kystes du rein, Lithotritie, Néphrectomie, Néphrite, Néphrorraphie, Phimosis, Prostatite, Pyélonéphrite, Rein flottant, Rétention d'urine, Rétrécissements, Taille, Tuberculose urinaire, Tumeurs, Urémie, Urétrite, Urétrotomie, Varicocèle.*

ENVOI FRANCO CONTRE UN MANDAT SUR LA POSTE

MANUEL DES SAGES-FEMMES

Par le Dr C. FOURNIER

PROFESSEUR A L'ÉCOLE DE MÉDECINE D'AMIENS

Préface par M. Maygrier

PROFESSEUR AGRÉGÉ A LA FACULTÉ DE MÉDECINE DE PARIS

4 vol. in-18, avec figures, cartonnés.... 12 fr.

Anatomie, physiologie et pathologie élémentaires. 1895, 1 vol. in-16 de 300 p., avec 104 fig. cart.... 3 fr.

Accouchement normal. 1895. 1 vol. in-18 de 219 pages avec 84 figures, cart.............................. 3 fr.

Accouchement pathologique. 1896. 1 vol. in-18 de 322 p., avec 36 fig. cart.............................. 3 fr.

Nouvelles accouchées et nouveau-nés. 1896, 1 vol. in-18 de 308 p., avec 36 fig., cart.............. 3 fr.

Les études en vue de l'obtention du diplôme de sage-femme ont été modifiées par un récent décret. C'est pour repondre aux conditions de ce nouveau programme que M. le Dr C. Fournier a écrit un Manuel complet des sages-femmes, divisé en quatre petits volumes portatifs. Le 1er est consacré à l'*Anatomie*, à la *Physiologie* et à la *Pathologie élémentaires.*

Le 2e volume comprend la *Grossesse normale*, l'*Accouchement normal* et l'*Hygiène puerpérale.* La 1re partie, *Grossesse*, comprend l'étude : 1° de l'œuf et du fœtus ; 2° de la mère, des modifications de l'appareil génital et des appareils extra-génitaux, des signes, du diagnostic et de la durée de la grossesse ; 3° des rapports du fœtus et de la mère, de la présentation et des positions du fœtus. La 2e partie, *Accouchement*, est consacrée : 1° au travail et au mécanisme de l'accouchement suivant les présentations ; 2° à la délivrance ; 3° au postpartum. La 3e partie, *Hygiène puerpérale*, comprend l'hygiène : 1° de la grossesse ; 2° de l'accouchement ; 3° du postpartum.

Le 3e volume comprend : 1° la *Pathologie de la grossesse* (maladies de la mère, maladies de l'œuf et du fœtus, accidents de la grossesse) ; 2° la *Dystocie* ou *Pathologie de l'accouchement*, les accidents de l'accouchement et de la délivrance ; 3° la *Thérapeutique puerpérale.*

Le 4e volume est consacré aux *nouvelles accouchées* (suites de couches normales et infections puerpérales) et aux *nouveau-nés* (Physiologie, Hygiène, Allaitement, Pathologie). Il se termine par l'étude de la législation concernant la profession de sage-femme.

« Tel est, dit M. Maygrier, le plan général de cet ouvrage, dont j'ai voulu surtout faire ressortir la disposition originale. Cette originalité se retrouve d'ailleurs dans le texte, qui est à la fois clair et concis, et dont l'intérêt est encore rehaussé par le choix heureux des figures qui l'accompagnent. Ce qui caractérise avant tout le livre de M. Fournier, c'est que, fait en vue du nouvel enseignement, il contient l'exposé de toutes les connaissances que doivent posséder les élèves pour conquérir leur diplôme. Bien qu'il s'adresse particulièrement aux élèves sages-femmes, il sera également consulté avec fruit par les sages-femmes et par les médecins ; et je souhaite que l'appréciation que je viens d'en faire puisse inspirer aux uns et aux autres le désir de le lire. »

LIBRAIRIE J.-B. BAILLIÈRE ET FILS

MANUEL DU CHIRURGIEN DENTISTE

Par Ch. GODON

CHIRURGIEN DENTISTE DE LA FACULTÉ DE MÉDECINE DE PARIS
PROFESSEUR A L'ÉCOLE DENTAIRE DE PARIS
avec la collaboration de MM. les Drs
L. FREY, P. MARTINIER, MARIÉ, MARIE, M. ROY et E. SAUVEZ

7 vol. in-18 de 300 p. cartonnés 21 fr.

Notions générales d'anatomie et de physiologie, à l'usage des dentistes, par le Dr MARIÉ, professeur suppléant à l'Ecole dentaire de Paris, 1900, 1 vol. in-18 avec fig., cart.......... .... 3 fr.

Notions générales de pathologie, à l'usage des dentistes, par le Dr A. MARIE, ancien interne des hôpitaux, professeur suppléant à l'Ecole dentaire de Paris, 1900, 1 vol. in-18 avec 43 fig., cart................ 3 fr.

Anatomie et physiologie de la bouche et des dents, par le Dr E. SAUVEZ, professeur suppléant d'anatomie à l'Ecole dentaire de Paris, dentiste des hôpitaux. 1896. 1 vol. in-18 de 314 pages, avec 78 fig., cart..... 3 fr.

Pathologie des dents et de la bouche, par le Dr L. FREY, ancien interne des hôpitaux de Paris, professeur suppléant à l'Ecole dentaire de Paris. 1896, 1 vol. in-18 de 279 pages avec 32 figures, cartonné............ 3 fr.

Thérapeutique de la bouche et des dents, hygiène buccale et anesthésie dentaire, par le Dr ROY, dentiste des hôpitaux de Paris, professeur à l'École dentaire de Paris. 1897, 1 vol. in-18 de 286 pages, cartonné. 3 fr.

Clinique dentaire, Dentisterie opératoire, par M. GODON. 1897, 1 vol. in-18 de 300 p., cart.............. 3 fr.

Prothèse dentaire, Orthodontie, par M. P. MARTINIER. 1897, 1 vol. in-18 de 300 p., cart................ 3 fr.

La loi du 30 novembre 1892, en créant un diplôme officiel de chirurgien dentiste, oblige ceux qui veulent à l'avenir exercer la profession de chirurgien dentiste, à des études spéciales et à des examens déterminés. M. Godon a pensé répondre à un besoin des élèves autant qu'à un désir des professeurs en réunissant, sous une forme facilement assimilable, toutes les matières qui font officiellement partie de l'enseignement de l'étudiant dentiste et sont exigibles aux examens.

Il a voulu que cet ouvrage pût encore être utile aux praticiens qui retrouveront sous une forme claire et précise les matières qu'il ont apprises au cours de leurs études, en même temps que les travaux intéressants qui, jusqu'en ces derniers temps, ont paru dans les revues scientifiques ou professionnelles et qui constituent un progrès dans la science ou dans la pratique de la « dentisterie ».

ENVOI FRANCO CONTRE UN MANDAT SUR LA POSTE.

MANUEL DE L'ÉTUDIANT EN PHARMACIE

10 vol. Par **Ludovic JAMMES** 30 fr.

PHARMACIEN DE PREMIÈRE CLASSE

1er *Examen.*

Aide-mémoire d'analyse chimique et de toxicologie. 1 vol. in-18 de 581 pages, avec 47 figures, cart. 3 fr.

Aide-mémoire de physique. 1 volume in-18 de 300 pages avec 113 figures, cartonné........................ 3 fr.

Aide-mémoire de chimie. 1 volume in-18 de 279 pages, avec 35 figures, cartonné........................ 3 fr.

2e *Examen.*

Aide-mémoire de botanique pharmaceutique. 1 volume in-18 de 288 pages, avec 172 figures, cartonné.. 3 fr.

Aide-mémoire de micrographie et de zoologie. 1 vol. in-18 de 288 pages, avec 122 figures, cartonné. 3 fr.

Aide-mémoire d'hydrologie, de minéralogie et de géologie. 1 volume in-18 de 279 pages, avec 128 figures cartonné.. 3 fr.

3e *Examen.*

Aide-mémoire de matière médicale. 1 vol. in-18 de 292 pages, avec 141 figures, cartonné........... 3 fr.

Aide-mémoire de pharmacie chimique. 1 volume in-18 de 280 pages, avec 30 figures, cartonné........ 3 fr.

Aide-mémoire de pharmacie galénique. 1 volume in-18 de 296 pages, avec figures, cartonné........... 3 fr.

Aide-mémoire d'essais et de dosages des médicaments, des produits alimentaires, physiologiques, pathologiques, agricoles et industriels. 1 vol. in-18 de 317 pages, avec figures, cartonné........................ 3 fr.

Aide-mémoire de l'examen de validation de stage (Opérations pharmaceutiques, pharmacie galénique et chimique, botanique, reconnaissance des plantes fraîches, des substances médicinales et des médicaments composés), par Léon Feltz, pharmacien de 1re classe. 1896, 1 vol. in-18 de 308 pages avec fig. cart.... 3 fr.

MANUEL DU MÉDECIN MILITAIRE

Par le Dr Adolphe COUSTAN

MÉDECIN-MAJOR DE PREMIÈRE CLASSE DES HOPITAUX, EN RETRAITE
LAURÉAT DE L'INSTITUT ET DU MINISTÈRE DE LA GUERRE

Collection nouvelle de 3 vol. de 350 pages

à 3 fr. le volume cartonné.

Aide-mémoire de médecine militaire, maladies et épidémies des armées. 1897, 1 volume in-18 de 360 pages, cartonné.......... 3 fr.

Aide-mémoire de chirurgie militaire, maladies externes et traumatismes professionnels. 1897, 1 vol. in-18 de 300 pages, cartonné.......... 3 fr.

Aide mémoire de chirurgie militaire, traumatismes professionnels en temps de guerre. 1897, 1 vol. in-18 de 336 pages, cartonné.......... 3 fr.

On n'est pas malade au régiment de la même manière qu'au foyer. S'il est vrai que le groupe militaire tout entier soit enclin aux mêmes maladies que la collectivité civile, les nécessités du service renforcent dans des proportions souvent considérables son aptitude à les contracter. De ce fait, certaines maladies sont beaucoup plus fréquentes dans l'armée que dans la population, si l'on considère les groupes du même âge; et c'est pourtant en faveur de l'armée qu'on a pris, au recrutement comme au conseil de revision, les meilleurs sujets.

D'autre part, le soldat est exposé, par les nécessités de la vie militaire, à contracter d'autres affections que ne connaîtront pas ceux qui n'ont jamais servi.

Il y a donc des maladies que la *profession militaire* crée ou aggrave, d'autres dont elle multiplie simplement les sévices banaux. Et c'est pourquoi il y a une Médecine d'armée, ayant pour objet l'étude des maladies, internes ou externes, observées sous les drapeaux.

M. Coustan a passé de longues années dans l'armée, en France, en Algérie et aux colonies. Il a publié de nombreux mémoires sur la médecine d'armée couronnés par l'Académie des sciences, l'Académie de médecine et le Ministère de la guerre. Il était donc, mieux que tout autre, préparé à écrire un *Manuel du médecin militaire*.

ENVOI FRANCO CONTRE UN MANDAT SUR LA POSTE

3 fr. — FORMULAIRES — 3 fr.

Formulaire des médications nouvelles, par le Dr H. Gillet, ancien interne des hôpitaux de Paris, chef du service des maladies des enfants à la Polyclinique de Paris. 1896. 1 vol. in-18 de 280 p. avec figures, cart. 3 fr.

On trouvera dans ce nouveau Formulaire toutes les acquisitions nouvelles de la thérapeutique moderne qui n'ont pu encore entrer dans les traités classiques. C'est ainsi qu'on y trouvera des détails complets sur l'*Antisepsie interne, générale* et *locale*, les *Badigeonnages antifébriles*, les *Bains froids*, le *Drap mouillé*, les *Enveloppements froids*, les *Injections d'extraits organiques* (Séquardine, Suc thyroïdien, Suc capsulaire, etc.), les *Injections sous-cutanées de sels mercuriels*, *de créosote*, *de sang*, le *Lait stérilisé*, le *Lavage intestinal et stomacal*, les *Pulvérisations antiseptiques*, la *Sérothérapie* (Sérum antidiphtérique, antistreptococcique, anticancéreux, antituberculeux, antisyphilitique, etc., le *Stypage*, la *Vaccination antirabique*, etc.

Formulaire des régimes alimentaires, par le Dr H. Gillet. 1896. 1 vol. in-18 de 300 p., cart.......... 3 fr.

Hygiène ou thérapeutique, les prescriptions diététiques coudoient dans les ordonnances médicales les prescriptions pharmaceutiques. Parfois même, les détails consacrés à l'établissement du régime l'emportent de beaucoup en longueur ou en importance sur les formules médicamenteuses. De ce chef, les différents régimes alimentaires méritent toute l'attention du médecin praticien.

La diététique remplit deux indications capitales.

Elle donne les moyens de réparer les pertes subies par l'organisme et indique les substances les mieux aptes à remplir ce but :

Elle fait rejeter de l'alimentation les substances nuisibles, dont la consommation ne servirait qu'à entretenir ou à créer l'état pathologique qu'on se propose justement de guérir ou de prévenir.

C'est donc presque toujours en partie double que se prescrivent les régimes, *ce qu'il faut faire, et ce qu'il ne faut pas faire*.

Formulaire des spécialités pharmaceutiques, composition, indications thérapeutiques, mode d'emploi et dosage, par le Dr Gautier, ancien interne des hôpitaux, et F. Renault, pharmacien de 1re classe, lauréat de l'Ecole de pharmacie. 1895, 1 vol. in-18 de 298 p., cart... 3 fr.

Ce formulaire comprend trois parties.

Dans la première partie sont étudiées, sous le nom des médicaments usuels, les spécialités répondant à chacun des médicaments; les auteurs donnent la *composition*, les *indications thérapeutiques*, le *mode d'emploi* et les *doses*.

Dans la deuxième partie, *Mémorial thérapeutique*, ils énumèrent à propos de chaque maladie les différents médicaments qui peuvent être les spécialités qui répondent à chaque médication.

Dans la troisième partie, *Mémorial pharmaceutique*, se trouve la nomenclature des spécialités et de leurs fabricants.

ENVOI FRANCO CONTRE UN MANDAT SUR LA POSTE

3 fr. — FORMULAIRES — 3 fr.

Formulaire officinal et magistral international, comprenant environ 4000 formules tirées des Pharmacopées légales de la France et de l'étranger ou empruntées à la pratique des thérapeutistes et des pharmacologistes, suivi d'un mémorial thérapeutique. 4e *édition*, en concordance avec la dernière édition du Codex medicamentarius et du Formulaire des hôpitaux militaires. par le professeur J. JEANNEL. 1 vol. in-18 de 1044 pages cartonné.................. 6 fr.

Formulaire de l'Union Médicale. Douze cents formules favorites des médecins français et étrangers, par le Dr GALLOIS, 4e *édition*. 1 vol. in-32 de 662 pages, cartonné.................. 3 fr.

Formulaire des vétérinaires praticiens, comprenant environ 1500 formules et rédigé d'après les nouvelles méthodes thérapeutiques, par Paul CAGNY, vétérinaire, membre de la Société centrale de médecine vétérinaire, du Collège Royal vétérinaire de Londres, etc. 1899. 1 vol. in-18 de 332 pages, cartonné.......... 3 fr.

Guide pratique pour les analyses de chimie physiologique, à l'usage des médecins, pharmaciens et chimistes, par le Dr MARTZ, pharmacien de 1re classe. 1899, 1 vol. in-18, de 300 pages, cartonné.......... 3 fr.

Urine. Suc gastrique. Sérosités. Sang. Sperme. Pus. Lait. Bile Salive. Calculs vésicaux, biliaires, stercoraux, salivaires. Matières albuminoïdes et ferments solubles. Albumines. Peptones. Poudres et extraits de viande. Diastase. Pepsine. Pancréatine.

Guide pratique pour les analyses de bactériologie clinique, pus, sang, crachats, exsudats de la gorge, laiturines, matières fécales, eau, sol, par LÉON FELTZ, pharmacien de 1re classe. 1898. 1 vol. in-18, de 271 p. avec 104 figures noires et coloriées, cartonné... 3 fr.

Après avoir étudié d'une manière générale les diverses méthodes employées pour faire une analyse bactériologique, la technique pour les aérobies et les anaérobies, la méthode expérimentale et les matières colorantes employées dans les analyses bactériologiques, M. Feltz en expose l'application aux analyses du pus, du sang, des crachats, des exsudats de la gorge, du lait, de l'urine, des matières fécales, de l'eau, du sol. Il fait suivre chaque analyse de l'interprétation des résultats, telle qu'elle a été donnée par les maîtres dont l'opinion fait autorité.

Formulaire Electrothérapique, par le Dr L.-R. REGNIER, chef du service électrothérapique de l'hôpital de la Charité. 1899. 1 vol. in-18 de 300 pages avec figures, cartonné.................. 3 fr.

ENVOI FRANCO CONTRE UN MANDAT SUR LA POSTE.

3 fr. — FORMULAIRES — 3 fr.

Formulaire des eaux minérales, de la balnéothérapie et de l'hydrothérapie, par le Dr DE LA HARPE, professeur à l'Université de Lausanne. Introduction par le Dr DUJARDIN-BEAUMETZ, de l'Académie de médecine. 3e *édition*. 1896, 1 vol. in-18 de 300 pages, cart... 3 fr.

La première partie de ce formulaire comprend un résumé de balnéothérapie générale, suivi d'une description succincte des caractères et des indications de diverses classes d'eaux minérales, et de deux chapitres consacrés l'un au bain de mer, l'autre à l'hydrothérapie.

La deuxième partie contient des notices sur les principales stations balnéaires, dont les caractères et les indications sont énumérés dans un ordre systématique. La troisième partie est l'exposé des applications des eaux minérales dans les maladies les plus importantes.

Formulaire des stations d'hiver, des stations d'été et de climatothérapie, par le Dr DE LA HARPE. 1895, 1 vol. in-18 de 300 pages, cartonné.................... 3 fr.

Dans la première partie, *Climatothérapie* et *Climatologie*, M. de la Harpe a résumé les notions essentielles de la climatologie et les applications générales du climat. La seconde partie comprend l'étude des diverses *stations d'hiver et d'été :* description sommaire de leur topographie et résumé de leur climatologie et de leurs indications. La troisième partie enfin traite des *applications thérapeutiques du climat.*

Formulaire dentaire, par le Dr N. THOMSON, chirurgien-dentiste de la Faculté de médecine de Paris. 1895, 1 vol. in-8 de 288 pages, cartonné.................... 3 fr.

Dans une première partie, M. Thomson passe en revue les maladies de la bouche : stomatites, tumeurs et néoplasmes, syphilis et tuberculose, luxations, fractures et maladies des mâchoires, maladies de la langue, des lèvres, du sinus.

Viennent ensuite les maladies des dents : caries, périostites, exostoses, abcès alvéolaires, fluxions, pyorrhées alvéolaires, accidents des dents de sagesse.

Le chapitre suivant est consacré aux soins à donner à la bouche et aux moyens à employer pour combattre l'action des microbes.

Enfin, M. Thomson traite de l'anesthésie, soit générale (chloroforme, éther, protoxyde d'azote, bromure d'éthyle), soit locale (cocaïne, chlorure d'éthyle, injections glacées, etc.).

Formulaire du massage, par le Dr NORSTROM. 1895, 1 vol. in-18 de 268 pages, cartonné.................... 3 fr.

Le massage est de plus en plus employé en thérapeutique : on masse dans les maladies des articulations (entorses et luxations), dans les arthrites aiguës et chroniques, les raideurs articulaires et les hygromas; dans les fractures et dans les affections du système musculaire.

Les céphalalgies, la crampe des écrivains, les contractures et atrophies musculaires sont traitées avec succès par le massage.

Le massage est encore employé dans les affections du système nerveux, de l'appareil circulatoire et du tube digestif.

Enfin le massage gynécologique est très employé dans les affections de l'utérus et de ses annexes.

---

3 fr. — FORMULAIRES — 3 fr.

Formulaire des médications nouvelles, par le Dr H. Gilet, ancien interne des hôpitaux de Paris, chef du service des maladies des enfants à la Polyclinique de Paris. 1896. 1 vol. in-18 de 280 p. avec figures, cart. 3 fr.

On trouvera dans ce nouveau Formulaire toutes les acquisitions nouvelles de la thérapeutique moderne qui n'ont pu encore entrer dans les traités classiques. C'est ainsi qu'on y trouvera des détails complets sur l'*Antisepsie interne, générale et locale*, les *Badigeonnages antifébriles*, les *Bains froids*, le *Drap mouillé*, les *Enveloppements froids*, les *Injections d'extraits organiques* (Séquardine, Suc thyroïdien, Suc capsulaire, etc.), les *Injections sous-cutanées de sels mercuriels, de créosote, de sang*, le *Lait stérilisé*, le *Lavage intestinal et stomacal*, les *Pulvérisations antiseptiques*, la *Sérothérapie* (Sérum antidiphtérique, antistreptococcique, anticancéreux, antituberculeux, antisyphilitique, etc., le *Stypage*, la *Vaccination antirabique*, etc.

Formulaire des régimes alimentaires, par le Dr H. Gillet. 1896. 1 vol. in-18 de 300 p., cart.......... 3 fr.

Hygiène ou thérapeutique, les prescriptions diététiques coudoient dans les ordonnances médicales les prescriptions pharmaceutiques. Parfois même, les détails consacrés à l'établissement du régime l'emportent de beaucoup en longueur ou en importance sur les formules médicamenteuses. De ce chef, les différents régimes alimentaires méritent toute l'attention du médecin praticien.

La diététique remplit deux indications capitales.

Elle donne les moyens de réparer les pertes subies par l'organisme et indique les substances les mieux aptes à remplir ce but :

Elle fait rejeter de l'alimentation les substances nuisibles, dont la consommation ne servirait qu'à entretenir ou à créer l'état pathologique qu'on se propose justement de guérir ou de prévenir.

C'est donc presque toujours en partie double que se prescrivent les régimes, *ce qu'il faut faire, et ce qu'il ne faut pas faire*.

Formulaire des spécialités pharmaceutiques, composition, indications thérapeutiques, mode d'emploi et dosage, par le Dr Gautier, ancien interne des hôpitaux, et F. Renault, pharmacien de 1re classe, lauréat de l'Ecole de pharmacie. 1895, 1 vol. in-18 de 298 p., cart... 3 fr.

Ce formulaire comprend trois parties.

Dans la première partie sont étudiées, sous le nom des médicaments usuels, les spécialités répondant à chacun des médicaments; les auteurs donnent la *composition*, les *indications thérapeutiques*, le *mode d'emploi* et les *doses*.

Dans la deuxième partie, *Mémorial thérapeutique*, ils énumèrent à propos de chaque maladie les différents médicaments qui peuvent être les spécialités qui répondent à chaque médication.

Dans la troisième partie, *Mémorial pharmaceutique*, se trouve la nomenclature des spécialités et de leurs fabricants.

ENVOI FRANCO CONTRE UN MANDAT SUR LA POSTE

MANUEL DU DOCTORAT EN MÉDECINE

Par le Professeur **Paul LEFERT**

Collection nouvelle de 24 volumes in-18, cartonnés.

Prix de chaque volume : 3 fr.

1er *Examen.*

Aide-mémoire d'anatomie à l'amphithéâtre (dissection et technique microscopiques, arthrologie, myologie, angéiologie, névrologie, découvertes anatomiques). 4e *édition*, 1897. 1 vol. in-18, 304 p. cart........ 3 fr.

Aide-mémoire d'ostéologie, de splanchnologie et d'embryologie. 3e *édition*, 1894. 1 vol. in-18, 276 pages, cart.................................... 3 fr.

2e *Examen.*

Aide-mémoire d'histologie. 1897. 1 vol. in-18, 314 p. avec 64 fig., cart.................................... 3 fr.

Aide-mémoire de physiologie. 4e *édition*, 1897. 1 vol. in-18, cart.................................... 3 fr.

Aide-mémoire de physique médicale et biologique. 1894. 1 vol. in-18, 278 p., cart................ 3 fr.

Aide-mémoire de chimie médicale. 1893. 1 vol. in-18, 288 p., cart.................................... 3 fr.

3e *Examen.*

Aide-mémoire de pathologie générale et de bactériologie. 1892. 1 vol. in-18, 288 p., cart............ 3 fr.

Aide-mémoire de pathologie interne. 6e *édition*, 1899. 3 vol. in-18, 900 p., cart. Chaque volume....... 3 fr.

Aide-mémoire de pathologie externe générale. 2e *édition*, 1898. 1 vol. in-18, 308 p., cart........... 3 fr.

Aide-mémoire de chirurgie des régions. I. *Tête, Rachis, Cou, Poitrine, Abdomen.* 1898. 1 vol. in-18, 299 p., cart.................................... 3 fr.

II, *Organes génito-urinaires et Membres.* 1898. 1 vol. in-18, 286 p., cart.................................... 3 fr.

Aide-mémoire de médecine opératoire. 1893. 1 vol. in-18, 300 p., cart.................................... 3 fr.

Aide-mémoire d'anatomie topographique. 1894. 1 vol. in-18, 298 p., cart.................................... 3 fr.

Aide-mémoire d'anatomie pathologique, d'histologie pathologique et de technique des autopsies. 1898. 1 vol. in-18, 284 p., cart.................................... 3 fr.

Aide-mémoire d'accouchements. 1894. 1 vol. in-18, 286 p., cart.................................... 3 fr.

LIBRAIRIE J.-B. BAILLIÈRE ET FILS